Jürgen Jörges

Schimmel, Arsch und Zwirn

Jürgen Jörges

Schimmel, Arsch und Zwirn

Anekdoten und Wissenswertes über eine allgegenwärtige Plage

GOLDEGG VERLAG

Bildrechte Autorenfoto: © Lars Jörges
Rechte Umschlaggestaltung und Motiv: Hauptmann & Kompanie Werbeagentur, Zürich
Lektorat: Mag. Christina Mondolfo

Der Verlag und seine Autoren sind für Reaktionen, Hinweise oder Meinungen dankbar. Bitte wenden Sie sich diesbezüglich an verlag@goldegg-verlag.com.

Der Goldegg Verlag achtet bei seinen Büchern und Magazinen auf nachhaltiges Produzieren. Goldegg Bücher sind umweltfreundlich produziert und orientieren sich in Materialien, Herstellungsorten, Arbeitsbedingungen und Produktionsformen an den Bedürfnissen von Gesellschaft und Umwelt.

2. ergänzte Auflage (2024)

ISBN: 978-3-99060-215-7

Unter den Linden 21 • D-10117 Berlin
Telefon: +49 800 505 43 76-0

Goldegg Verlag GmbH, Österreich
Mommsengasse 4/2 • A-1040 Wien
Telefon: +43 1 505 43 76-0

E-Mail: office@goldegg-verlag.com
www.goldegg-verlag.com

Layout, Satz und Herstellung: Goldegg Verlag GmbH, Wien
Printed in the EU

Inhaltsverzeichnis

Auf der ganzen Welt zu Hause

Ja – Schimmel, Arsch und Zwirn! In stressigen oder ausweglosen Situationen platzt es einfach aus uns heraus. Wir fluchen und lassen unserem Ärger und Frust freien Lauf. Auch wenn es für Außenstehende erst einmal unschön oder befremdlich wirkt, ist es für den Fluchenden selbst eine Befreiung. Psychologen und Sprachwissenschaftler sind überzeugt, dass die verbalen Ausbrüche dazu dienen, Stress abzubauen. Es ist daher nicht verwunderlich, wenn so mancher Fluch beim plötzlichen Entdecken eines Schimmelbefalls über unsere Lippen gleitet. Nur wirklich helfen tut er in so einem Fall nicht. Schimmel ist eine allgegenwärtige Plage. Immer mehr Bewohner und Eigentümer leiden unter Schimmelbefall in Wohnräumen. Der kleine, meistens unsichtbare Feind breitet sich munter in unserem Leben aus und beeinträchtigt unsere Gesundheit und unseren Geldbeutel. Dabei ist es ihm völlig egal, ob er uns in einem Neubau oder in einem Bestandsgebäude terrorisiert. Er macht keinen Unterschied zwischen Arm und Reich oder zwischen Mieter und Vermieter. Wenn er günstige Bedingungen findet, dann wächst er munter vor sich hin.

Die Dunkelziffer der Schäden, die durch Schimmelbildung verursacht wird, ist hoch, denn sie werden in ihrem Umfang nicht erfasst oder gemeldet. Sicherlich gibt es bei Rechtsstreitigkeiten eine Statistik, wie viele Fälle mit Schimmel zu tun haben, aber nicht jeder Schimmelbefall endet in einem juristischen Verfahren.

Feststellbar ist, dass beim Thema Schimmel viel Unwissen, Unsicherheit, Angst, aber auch Unsinn in den Köpfen der Menschen steckt. Meine tägliche Arbeit führt mich immer wieder zu den gleichen Fragen und immer wieder gebe ich dieselben Antworten. Mein Gedanke, jetzt müsste sich doch mal alles zum Thema Schimmel rumgesprochen haben, wird immer wieder im Keim erstickt. Dafür erlebe ich des Öfteren, dass meine Kunden zu mir sagen: »Können Sie das nicht mal in einem Buch schreiben? Das hört und liest man sonst nirgends.« Daher ist das, was Sie in den Händen halten, ein Ergebnis meiner langjährigen Tätigkeit als Sachverständiger im Kampf gegen Schimmelbefall in Wohnräumen. Ich möchte dabei klar in den Vordergrund stellen, dass dies kein biologisches Fachbuch ist, denn sonst wird es bestimmt in einem Regal verschimmeln, ohne großartig beachtet zu werden. Es ersetzt im Einzelfall auch nicht den sach- und fachkundigen Rat eines Sachverständigen und es ersetzt auch nicht eine Rechtsberatung bei Streitigkeiten.

Schimmel umgibt uns auf der ganzen Welt und wirkt ständig auf uns ein. Wenn sich der Schimmel in unseren Wohnräumen festgesetzt hat, dann ist das nicht nur optisch eine unschöne Sache. Doch wir selbst unterstützen den Schimmel bei seinem Wachstum, ohne dass es uns bewusst ist. Es ist daher wichtig zu wissen, wie ein Schimmelpilz entsteht, wächst und welche Bedingungen er dafür braucht.

Mit meinen Geschichten möchte ich Aufmerksamkeit auf Dinge in unserem Alltag lenken, über die keiner nachdenkt, obwohl sie von Bedeutung sind. Doch dazu später mehr.

Was haben Schimmel und Läuse gemeinsam?

Eine Frage, die sicherlich sehr selten gestellt wird. Wenn wir aber etwas genauer darüber nachdenken, dann erkennen wir recht schnell, was Schimmel und Läuse gemeinsam haben:

Richtig – keiner will sie haben und so richtig darüber sprechen möchte auch niemand, denn das könnte peinlich sein.

Bei Läusen ist das Entsetzen groß, wenn sie entdeckt werden, und das Gleiche gilt, wenn Schimmel plötzlich als Untermieter auftaucht. Leider tritt dieses Phänomen immer öfter auf und die Frage, wo denn der Schimmelbefall seinen Ursprung hat, wird selten beantwortet. Die meiste Energie, die nach dem Entdecken des Schimmelbefalls aufgewendet wird, gilt dem Freispruch der eigenen Person und der gleichzeitigen Schuldzuweisung an alles, was dafür in Frage kommen könnte. Dabei erkenne ich immer wieder Gemeinsamkeiten mit dem Kinder-Kartenspiel »Schwarzer Peter«. Der dazugehörige Kinderreim hat sich wahrscheinlich bei dem einen oder anderen eingeprägt: »Seht einmal, da steht er, der rabenschwarze Peter.«

Bei meiner täglichen Arbeit als Sachverständiger entdecke ich beim Thema Schimmelbefall in Wohnräumen immer wieder Parallelen zum Schwarzer-Peter-Spiel. Es wird gemunkelt, das Spiel sei ca. 1811 vom Räuber Johann Peter Petrie[1] erfunden worden. Der Kumpan des berühmten Schinderhannes saß zu dieser Zeit im Gefängnis und nutzte wohl die Zeit, um sich ein paar Gedanken zum Spiel zu machen. Das Spiel wurde bevorzugt in Schänken und Gasthöfen gespielt. Der Ursprungsgedanke beim »Schwarzen Peter« war es, durch ein einfaches Glücksspiel einen Verlierer zu bestimmen, damit klar war, wer die Zeche, also die Rechnung, zu bezahlen hatte. Dabei wird der »Schwarze Peter« so lange hin- und hergeschoben, bis letztendlich nur eine Karte übrig bleibt. Der Besitzer der letzten Karte, des »Schwarzen Peters«, durfte dann die Rechnung begleichen.

Wenn bei einem Schimmelbefall Mieter und Vermieter aufeinandertreffen, werden ähnlich wie im Kartenspiel so lange Argumente hin- und hergeschoben, bis zu guter Letzt einer für die Zeche verantwortlich ist und zahlen muss.

Das Wichtigste aber, was und wie der Schimmelbefall

entstehen konnte, gerät dabei etwas in Vergessenheit, denn alle Parteien sind darauf konzentriert, sich ihre Karten in diesem Spiel so zurechtzulegen, dass das Blatt für sie einen guten Ausgang verspricht.

Alle sind darauf bedacht, am Ende mit sauberen und leeren Händen dazustehen.

»Schwarzer Peter« ist als Kartenspiel schon blöd, denn am Ende ist immer einer der Dumme. Es geht dabei gar nicht darum, dass man verloren hat, sondern dass man zusätzlich zu seinem Pech auch noch ausgelacht wird. Eine Niederlage wäre sicherlich nicht so schlimm und in jedem Spiel und Wettkampf gibt es neben dem Gewinner auch immer ein paar Verlierer. Es ist tatsächlich diese blöde Situation, dass wir nicht rechtzeitig alles verteilt haben, um mit sauberen Händen unschuldig aus der Wäsche schauen zu können. Genau das ist es, was uns dann ärgert.

Ganz oft erlebe ich Situationen, in denen es gar nicht um den Schimmelbefall geht. In erster Linie wird darauf abgestellt, wer Schuld am Schimmel hat, und letztendlich geht es vielen nur darum, am Ende mit sauberen Händen ohne »Schwarzen Peter« dazustehen. Komisch, bei den Läusen kommt sofort jeder ins Handeln, bei einem Schimmelbefall muss erst einmal die Schuldfrage geklärt werden. Das ist nebenbei die Frage, die mir als Sachverständiger am häufigsten gestellt wird. »Wer hat Schuld am Schimmel?« Wer auf eine Antwort zu dieser Frage spekuliert, den möchte ich nicht länger auf die Folter spannen und werde die Eine-Million-Euro-Frage sofort beantworten.

Schuld am Schimmel hat immer das Wasser.

In den meisten Fällen kommt meine Antwort nicht an und ich blicke in verständnis- und ratlose Gesichter. Nach kurzer Überlegung werde ich dann wieder mit Fragen bombardiert, weil sich die streitenden Kontrahenten, wie gewohnt, die besten Karten sichern wollen, um letztendlich den »Schwarzen Peter« beim Gegenspieler zu deponieren.

Ich möchte keinen der Mitspieler benachteiligen oder ihm einen Vorteil verschaffen. Ich bin weder Kläger noch Verteidiger und dennoch habe ich eine ernsthafte Mission: ein schimmelfreies Leben für jedermann. Übrigens gibt es noch etwas, was der Schimmel mit Läusen gemeinsam hat: Beide sind weltweit vertreten. Meine Vision »Ein schimmelfreies Leben für jedermann« ist daher folgendermaßen zu verstehen: Das Wachstum von Schimmelpilzen in Wohnräumen muss unterbunden werden.

Ein Leben zwischen Hysterie und Ignoranz

Unter dem Begriff »Schimmel« finden wir heute mehr als 17 Millionen Einträge innerhalb einer Sekunde im Internet. Da werden bestimmt auch einige Beiträge zu weißen Pferden dabei sein, aber die sind sicherlich in der Unterzahl. Am Anfang war … ja, was war denn eigentlich am Anfang? Das Huhn oder das Ei bzw. der Schimmel oder das Wasser?

An welcher Stelle kam dann die Angst dazu? Angst vor einem unsichtbaren Gegner, denn Schimmel ist ja ein mikroskopischer Befall, der für das bloße Auge lange nicht sichtbar ist. Ein heimtückischer und übermächtiger Feind. Schimmel umgibt uns ständig und doch beachten wir ihn erst, wenn es zu spät ist. Wenn der Schimmelpilz bereits zur Untermiete eingezogen ist, hinter Möbeln und an Außenecken sein Unwesen treibt, dann ist es in der Regel zu spät. In diesem Moment sind alle guten Tipps und Hinweise zum Thema Schimmelvermeidung überflüssig, denn die Streitmacht aus mikroskopisch kleinen Kriegern hat sich so dicht zusammengerottet, dass sie zu sehen ist. Komischerweise erlebe ich sehr unterschiedliche Reaktionen auf einen bestehenden und sichtbaren Befall. Am schlimmsten sind maßlose Übertreibungen. Ein kleiner, stecknadelkopfgroßer

Fleck an einer Fensterlaibung oder an einer Silikonfuge lässt keine Schlussfolgerung darauf zu, dass die betroffene Wohnung als unbewohnbar einzustufen ist. Durch die Anwesenheit von kleinen Kindern in der Wohnung wird die Angst vor einem Schimmelbefall zwar verständlich, aber sie macht einen winzigen Fleck nicht schlimmer. Immer wieder erlebe ich, dass bei einem, ich sage jetzt mal Mikro-Befall, sofort der Notstand ausgerufen wird und das »Schwarzer Peter«-Spiel beginnt. Bitte verstehen Sie mich nicht falsch, ich möchte auf keinen Fall einen bestehenden Schimmelbefall verharmlosen. Es geht mir vielmehr um die Sichtweise, wie wir dem Schimmel entgegentreten. Ein Schimmelbefall kann toxisch wirken, muss es aber nicht. Er kann allergene Stoffe bilden, muss es aber nicht. Daher ist eine gewisse Vorsicht sicherlich angemessen. Panik und Hysterie dagegen stören jegliche strategische Vorgehensweise. Besonders wenn sich in unseren Wohnungen ganz andere Schimmel-Schauplätze auftun, die wir jedoch nicht in unseren Fokus stellen oder sie erst gar nicht realisieren. Wenn wir also auf Schimmel reagieren wollen, dann bitte sensibel und in allen Bereichen. Doch dazu später etwas mehr.

Die andere Art und Weise, wie mit Schimmel umgegangen wird, erlebe ich ebenfalls des Öfteren. Ignoranz ist genauso wenig der beste Ratgeber. Schimmelpilze sind wie unerwünschte Besucher, die in unseren Wohnräumen nichts zu suchen haben. Völlig sträflich ist es daher, einem unerlaubten Eintritt, also einem bestehenden Befall nicht auf den Grund zu gehen oder nur die Symptome, jedoch nicht die Ursache zu beseitigen. Ein Anstrich mit einer Schimmelfarbe ist keine Schimmelsanierung und birgt außerdem weitere Gefahren. Nicht jeder mikrobiologische Befall ist mit Heizen und Lüften zu beseitigen. Ein gesundes Raumklima ist wichtig und verringert die Gefahr einer Schimmelbildung. Jedoch rate ich dringlich davon ab zu glauben, dass jeder Befall entstanden ist, weil Sie zu wenig gelüftet haben. Noch schlimmer ist es natürlich, wenn gar keine Reaktion auf einen Schimmelbefall erfolgt. Es ist für mich einfach nicht nachvollziehbar, wenn Menschen teilweise über Jahre in einer total verschimmelten Wohnung leben und sich der Existenz der Gefahr nicht bewusst sind: Decken-, Wand- und sogar Glasflächen sind völlig mit Schimmel befallen und die Bewohner weigern sich, diese massive Gesundheitsgefahr zur Kenntnis zu nehmen, oder werten dies als »normale Gebrauchsspuren« ab. Gefragt ist also ein gesundes Mittelmaß zwischen Hysterie und Ignoranz. Grundsätzlich kann ich sagen, dass jeder Schimmelbefall eine Ursache hat. Dieser muss zwecks Beseitigung auf den Grund gegangen werden, denn wie bereits erwähnt hat Schimmel in Wohnräumen nichts verloren.

Jogi Löw und die Facebook-Experten

In keiner Sache gibt es so viele Experten wie beim Fußball. In jeder Kneipe, an jedem Spielfeldrand oder wo man sich sonst über Fußball unterhält, gibt es jemanden, der alles viel besser weiß und kann als der deutsche Bundestrainer Jogi Löw. Dies gilt zumindest bei Fragen zur Aufstellung und Spielweise der Nationalmannschaft. Allerdings spielen viele dieser Besserwisser teilweise gar nicht selbst Fußball oder haben es je gespielt. Wenn es ganz schlecht läuft, sind sie noch nicht einmal in der Lage, einen Ball in eine vorgegebene Richtung zu schießen. Die wenigsten haben eine Trainerlizenz oder eine vergleichbare Ausbildung in Sachen Sport und trotzdem fühlt sich so mancher dazu berufen, Kritik zu äußern oder gar Verbesserungsvorschläge zu machen.

Denselben Effekt haben wir bei Schimmelbefall. Sobald die ersten Flecken sichtbar werden, gibt es viele Menschen, die sich berechtigt fühlen, etwas zu diesem Thema beizutragen. Ob und welche Art der Qualifikation und Ausbildung sie vorweisen können, wird dabei nicht abgefragt. Wenn der Spezialist etwas mit Bau zu tun hat oder der befreundete Malermeister um die Ecke zur Verfügung steht, dann werden deren Ratschläge gerne angenommen. Noch komischer wird es, wenn die gesuchten Ratschläge über die sozialen Netzwerke wie Facebook eingeholt werden. Man postet einfach ein Bild von seinem Schimmelproblem in eine entsprechende Gruppe oder ein Forum und schon kann man sich vor gut gemeinten Ratschlägen gar nicht mehr retten. Ich gehe zumindest davon aus, dass die Ratschläge gut gemeint sind, denn zu gebrauchen sind sie jedenfalls nicht. Es erhebt sich anscheinend jeder zum Schimmelexperten, der schon mal ein weißes Pferd auf einem Feld gesehen hat. Ungeachtet der Fakten und Sachlage kommen Aufforderungen, die Miete zu kürzen, das Haus fluchtartig zu verlassen oder, da die Wohnung ja sowieso unbewohnbar ist, sie am besten gleich abzureißen. Auf diesen Plattformen wird in erster Linie »Schwarzer Peter« gespielt, aber keine richtige Hilfestellung gegeben. Wenn mal ein wirklich guter Tipp dabei ist, wird dieser aufgrund der Masse an Kommentaren so weit nach hinten gespült, dass er nicht mehr wahrgenommen wird. Es gibt ja durchaus noch ein paar andere Bereiche, in denen man sich den Rat eines Experten einholt, z. B. bei einer anstehenden Knieoperation. Ich selbst bin einmal beim Skifahren etwas unsanft im Schnee gelandet und blöd auf mein Knie gefallen. Nach einer Kernspinuntersuchung musste ich mir einen Spezialisten suchen. Natürlich habe ich in meinem Bekanntenkreis nachgefragt, ob mir jemand eine Empfehlung geben kann. Selbstverständlich bin ich dieser Empfehlung gefolgt und habe auch einen Termin bei dem entsprechenden Orthopäden gemacht. Aber ich muss ehrlich sagen, nachdem er mir, ohne mein Knie auch nur ansatzweise zu untersuchen, gleich einen OP-Termin vorgeschlagen hat, habe ich meine Suche nach einem Spezialisten fortgesetzt. Der gute Doktor, der mein Knie wirklich untersucht hat, hat mir dann von einer OP abgeraten und ich fahre jetzt seit vielen Jahren wieder uneingeschränkt Ski – ohne OP, aber mit einer entsprechenden Genesungszeit. Was möchte ich damit zum Ausdruck bringen? Ein Experte, der eine Leistung, wie z. B. eine Schimmelsanierung, anbietet, hat unter Umständen mehr sein eigenes wirtschaftliches Interesse im Fokus. Kann unter diesen Umständen ein solcher Experte, der eine wirtschaftliche Abhängigkeit hat, überhaupt eine neutrale Expertise abgeben? Oder hat er nur seinen nächsten Auftrag direkt vor Augen und versucht, ihn an Land zu ziehen? Wenn sich Schimmelpilze oder komische Gerüche innerhalb der eigenen vier Wände breitmachen, dann ist auf jeden Fall guter Rat gefragt. Doch wo soll der herkommen? Wie bereits erwähnt, werden gerne »Spezialisten« vom Bau zu Rate gezogen. Etwas mit Bau und vielleicht auch noch etwas mit Biologie sind doch die besten Voraussetzungen, sich dem Schimmelproblem zu nähern. Was liegt also näher, als einen Baubiologen zu beauftragen? Das könnte dann unter Umständen jemand sein, der schon mal mit Sicherheitsschuhen auf einer Baustelle ein Gänseblümchen gepflückt hat, denn der Begriff des Baubiologen ist gesetzlich nicht als Berufsbezeichnung geschützt und darf daher hinterfragt werden. Dasselbe gilt auch für den Begriff des Sachverständigen. Da werden Ein- oder Zwei-Tage-Seminare beim TÜV besucht und schon ist man Sachverständiger für Schimmelbefall. Das bedeutet, dass derjenige wenigstens schon mal einen richtigen Schimmelbefall gesehen hat. Unter Umständen war es vielleicht nur ein Foto im Lehrgang, aber immerhin. Mit dem geballten Wissen einer Zwei-Tages-Veranstaltung werden die neu ernannten Sachverständigen dann auf ihre Kundschaft losgelassen. Wenn das bestehende Schimmelproblem ein wenig knifflig ist oder gar ein versteckter Schimmelbefall im Spiel ist, wird guter Rat im wahrsten Sinne des Wortes teuer. Unter Umständen wird der gleiche Schaden zweimal saniert. Übertroffen wird das

Ganze noch, wenn die Ratschläge von den betroffenen Personen selbst kommen. Denn wenn man selbst von Schimmel betroffen war, dann ist die Aussage dieses armen Geschöpfes sicherlich beachtenswert. Dabei spielt es keine Rolle mehr, ob Alt- oder Neubau, ob Wasserschaden oder defektes Dach. Jetzt wird die volle Erfahrung ausgebreitet, ungeachtet der Tatsache, dass der andere ja vielleicht ein anderes Problem hat. Wenn ich eines in Facebook erkenne, dann ist es wirklich so, dass sich hier überwiegend Mieter über die bösen Vermieter beschweren, die sich nie, aber auch wirklich nie um ein bestehendes Schimmelproblem kümmern. Rechtliche Ratschläge werden ebenfalls gerne freiwillig abgegeben. Wie bei den vorherigen Ratschlägen haben auch hier die meisten keinerlei rechtliche Ausbildung. Trotzdem bzw. ungeachtet dieser Tatsache möchte man doch gerne einem Betroffenen zu seinem Recht verhelfen. Und wieder ist allein der gute Wille nicht die beste Voraussetzung. Für rechtliche Fragen gibt es die Juristen, doch Vorsicht, auch die haben, wenn sie kontaktiert werden, ein wirtschaftliches Interesse und die Rechtsschutzversicherung ist nicht immer eine Erfolgsgarantie. Es mag ja sein, dass der Jurist in Sachen Recht ein guter Ansprechpartner ist, in den seltensten Fällen ist er ein Experte für Schimmelbefall. Die Frage, die sich angesichts der Vielzahl an Experten stellt, ist: Welcher ist der Richtige?

Es gibt z. B. einen Unterschied zwischen einem Sachverständigen und einem öffentlich bestellten und vereidigten Sachverständigen. Letzterer wird von der Industrie- und Handelskammer oder von der Handwerkskammer bestellt und auch vereidigt. Im Gerichtsverfahren ersetzt der Sachverständige im bildlichen Sinne das Auge des Richters. Dabei prüft das Gericht die Qualifikation des Gutachters auf dessen Eignung sehr genau. Nicht jeder, der sich Gutachter nennt, wird in Gerichtsverfahren eingesetzt. Die Voraussetzung hierfür ist die öffentliche Bestellung und Vereidigung. Die Kammern haben im Vorfeld die entsprechende Sachkunde geprüft und die Sachverständigen unterliegen einer ständigen Weiterbildungsverpflichtung. Je nach Fachbereich können sogenannte Schwerpunkte zum Themengebiet hinzugefügt werden. Ein Sachverständiger im Dachdeckerhandwerk wird demnach kein Gutachten oder eine Expertise zu Fliesenarbeiten ausarbeiten. Ein Sachverständiger im Dachdeckerhandwerk mit einer Zusatzausbildung im Bereich Schimmelbildung ist aber ein guter Ansprechpartner, wenn es um die Begutachtung eines Schimmelschadens im Dachstuhl eines Neubaus geht. Auch ein Maler- und Lackierermeister als öffentlich bestellter und vereidigter Sachverständiger mit Zusatzqualifikation zur Beurteilung von Schimmelschäden ist eine gute Wahl, wenn der Sachverständige sich in diesem Bereich ständig bewegt und entsprechende Weiterbildung betreibt. Während die Handwerkskammern überwiegend Handwerksmeister mit fachgebundener Erfahrung bestellen, trifft man auf der Seite der Industrie- und Handelskammer überwiegend Architekten und Bauingenieure an. Letztere haben das breite Fachwissen und sind weniger tief in den einzelnen Arbeitsbereichen verankert. Wichtig ist auch hier eine Zusatzausbildung im Bereich zur Beurteilung von Schimmelpilzen.

Nach meiner Einschätzung ist der öffentlich bestellte und vereidigte Sachverständige mit einer Zusatzausbildung für Schimmel/Schimmelpilze oder mikrobiologische Schäden in Innenräumen zu bevorzugen. Er unterliegt, wie bereits erwähnt, einer ständigen Weiterbildungsverpflichtung und erstellt ein unabhängiges, neutrales Gutachten. Im Anschluss möchte er auch keine Schimmelsanierung verkaufen und ist daher nicht auf ein bestimmtes Ergebnis seiner Expertise angewiesen. Oft hilft die Frage, mit welchem Labor der Sachverständige fest zusammenarbeitet. Kommt die Antwort nicht wie aus der Pistole geschossen, dann stehen Materialuntersuchungen, Luft- und Partikelmessungen nicht auf der Agenda des Sachverständigen.

Die Wahl des richtigen Experten ist und bleibt schwierig. Der freundliche Baufachmann und auch die vielen Ratgeber in Facebook & Co. sollten nicht die erste Wahl für ein bestehendes Schimmelproblem sein. Wenn wir uns dem Thema Schimmel annehmen, dann müssen wir unseren Horizont erweitern. Die Gefahr der Schimmelbildung lauert nicht nur im Bereich der Fensterlaibung oder hinter einem Schrank. Schimmel beeinflusst unser Leben mehr, als uns bewusst ist, und daher wird es Zeit, sich dem Schimmelproblem zu stellen.

Ist Schimmel ein Problem der Neuzeit?

Hilft Beten bei Schimmelbefall? – Fragen Sie Ihren Pfarrer oder Priester

Eine grundsätzliche Frage, die wir uns stellen müssen, lautet: »Ist der Schimmelbefall in Wohnräumen ein Problem der Neuzeit?«

Führt die immer dichtere Bauweise in Verbindung mit Isolierglasscheiben und Wärmedämmung zu Schimmelbefall und sind unsere Raufasertapeten, die mit Dispersionsfarben gestrichen sind, der Tropfen, der das Fass zum Überlaufen bringt?

Immer wieder werden uns Lehm- und Kalkfarben angeboten, wenn es um das Thema Schimmelvermeidung geht. Diese natürlichen Baustoffe verhindern das Schimmelwachstum, so heißt es zumindest. Wenn dies so einfach wäre, dann zurück zu Lehm und Kalk und zugigen Häusern. Wenn dann der Wind so richtig durch die Ritzen pfeift, ist alles wieder gut.

Ein Moment, an dem es sich lohnt, ein wenig an der Uhr zu drehen, nämlich zurück zu biblischen Zeiten. Im Alten Testament finden wir Hinweise auf einen mikrobiologischen Befall. Im 3. Buch Mose heißt es in Kapitel 14:[2]

… so soll er kommen, dem das Haus gehört, es dem Priester ansagen und sprechen: »Es sieht mir aus, als sei Aussatz in meinem Hause.«

Da soll der Priester gebieten, dass sie das Haus ausräumen, ehe der Priester hineingeht, die Stelle zu besehen, damit nicht alles unrein werde, was im Hause ist. Danach soll der Priester hineingehen, um das Haus zu besehen.

Wenn er nun den Ausschlag besieht und findet, dass an der Wand des Hauses grünliche und rötliche Stellen sind, die tiefer aussehen als sonst die Wand, so soll er aus dem Hause herausgehen, an die Tür treten und es für sieben Tage verschließen.

Und wenn er am siebten Tage wiederkommt und sieht, dass der Ausschlag weiter gefressen hat an der Wand des Hauses, so soll er die Steine ausbrechen lassen, an denen der Ausschlag ist und hinaus vor die Stadt an einen unreinen Ort werfen.

Und das Haus soll man innen ringsherum abschaben und den abgeschabten Lehm hinaus vor die Stadt an einen unreinen Ort schütten

Und andere Steine nehmen und statt jener einzusetzen und anderen Lehm nehmen und das Haus neu zu bewerfen.

Bei Fragen zu Schimmelbefall fragen Sie bitte Ihren Pfarrer oder Priester, denn die haben die längste Erfahrung in Sachen Schimmelbeseitigung.

Machen wir eine kurze Zusammenfassung der biblischen Aussage: keine dichten Gebäude, keine Raufasertapete, keine Wärmedämmung und keine Isolierglasscheiben. Dafür Wände aus Lehm mit Lehmputz und trotzdem schimmelt es. Die rötlichen Stellen könnten eine Fusarium-Art gewesen sein und die grünlichen Stellen – so vermuten Biologen heute – sind einer Penicillium-Art zuzurechnen. Aber das sei nur nebenbei erwähnt. Wenn wir also den heutigen Aussagen Glauben schenken, dann dürften in der Bibel keinerlei Hinweise zum Thema Schimmelsanierung zu finden sein. Wenn wiederum in der Bibel ein Hinweis zur Schimmelbeseitigung zu finden ist, stimmen die heutigen Aussagen zur Schimmelbeseitigung in Bezug auf die Verwendung von Kalk und Lehm nicht oder beinhalten nicht die ganze Wahrheit.

Der Reihe nach: Trotz Lehm und ökologischer Bauweise kann Schimmel dann wachsen, wenn genügend Feuchtigkeit vorhanden ist. In diesem Fall schimmeln auch der Lehm oder der Kalk.

Die kalten Wüstennächte haben zur damaligen Zeit die Wandflächen ausgekühlt. Wenn jetzt noch durch Pest, Cholera oder Lepra krankheitsbedingt eine Menge an Wasserdampf ausgeschwitzt wurde und sich das Krankenlager vor der Außenwand befand, hatte der Schimmel eine ausreichende Lebensgrundlage.

Interessant ist jedoch die empfohlene Schimmelsanierung, die uns das Alte Testament überliefert. Als Erstes wird die Verantwortlichkeit geklärt: Zuständig ist der Hausbesitzer. Daran hat sich bis heute nichts geändert. Wenn es um Veränderungen oder Eingriffe an Gebäuden geht, gleich welcher Art, geht das nur mit dem Einverständnis des Eigentümers. Die zweite Instanz, die auf den Plan gerufen wird, ist der Spezialist. Früher, im Lande Kanaan, war das vielleicht der Priester, heute sollte es jedoch der Sachverständige sein.

Safety first – Sicherheit geht vor! So steht es geschrieben. Um auszuschließen, dass sich die Sporen der Schimmelpilze im Raum ausbreiten und an anderer Stelle ablagern, wurde die Wohnung einfach ausgeräumt. Das Ganze ergibt Sinn, denn die Plastikfolie zum Abdecken war ja noch nicht erfunden. Dann kommt ein Hinweis, der spannend ist. Alles, was verschimmelt ist, fliegt raus, befallene Materialien werden abgeschlagen und ausgebrochen. Der Bauschutt selbst kam an eine unreine Stelle vor die Stadt und ich überlege mir gerade, ob an einer dieser Stellen heute nicht die eine oder andere Großstadt zu finden ist.

So etwas wie eine Feinreinigung nach erfolgter Sanierung ist ebenfalls erwähnt. Der Lehm des Hauses wird ringsherum abgeschabt, und auch dieser Müll kommt wieder an die unreine Stelle vor die Stadt. Jetzt ist die Schimmelsanierung komplett und die Bewohner haben ihre Ruhe.

Aber ... was ist zu tun, wenn der Schimmel wiederkommt? Auch dieses Szenario ist schließlich keine Seltenheit. Da wurde der Schimmelpilz gerade mühevoll mit Anti-Schimmel überstrichen und nach einem Dreivierteljahr ist er schon wieder da. Auch zu Zeiten von Moses kam es vor, dass der Ausschlag am Haus trotz der umfangreichen Eingriffe zurückgekommen ist.

Was dann zu tun war, steht ebenfalls in der Heiligen Schrift: *Wenn der Ausschlag wiederkommt und ausbricht am Hause, nachdem man die Steine ausgebrochen und das Haus neu beworfen hat, so soll der Priester hineingehen. Und wenn er sieht, dass der Ausschlag weiter gefressen hat am Hause, so ist es gewiss ein fressender Aussatz am Hause, und es ist unrein.*

Darum soll man das Haus abbrechen, Steine und Holz und allen Lehm am Hause, und soll es hinausbringen vor die Stadt, an einen unreinen Ort ...

Diese Botschaft hat es in sich. Wenn es mit der Sanierung nicht klappt, dann wird die Immobilie einfach abgerissen und neu gebaut. Das ist sicherlich auch eine Möglichkeit, aber bevor Sie sich jetzt von einem Priester zum Abbruch Ihres Hauses überreden lassen und dann kein Dach mehr über dem Kopf haben, sollten wir schauen, ob es nicht auch andere Wege gibt, den Schimmelbefall im Haus loszuwerden. Denn wenn wir die Situation der Heiligen Schrift genau betrachten, dann wurde schlicht und ergreifend ein häufiger und weitverbreiteter Fehler begangen. Es wurden nämlich nur die Symptome behandelt, jedoch der Ursache für den Schimmelbefall keine Aufmerksamkeit geschenkt.

Die mikroskopisch kleine Welt der Schimmelsporen

Es wird Zeit, dass wir den mikroskopisch kleinen Gegner etwas näher betrachten. Schimmelpilze sind ein natürlicher Bestandteil unserer Umwelt.

Wer sich ein Leben ohne Schimmel vorstellen möchte, den muss ich leider an dieser Stelle enttäuschen, denn ein Leben ohne Schimmelpilze gibt es nicht. Wer etwas fürs Leben lernen will, sollte sich merken, dass Schimmelpilze ubiquitär sind. Der aus dem Lateinischen stammende Begriff bedeutet so viel wie überall vorkommend oder allgegenwärtig. Ein nicht unwesentlicher Faktor. Denn wenn wir das begriffen haben, müssen wir nicht den Kampf mit dem Schimmel aufnehmen, sondern eher einen Weg finden, wie wir uns mit dem Schimmel arrangieren. Ein Leben mit Schimmelpilzen? Wenn wir jetzt bei der Sendung mit der Maus wären, würde ich sagen: »Klingt doof, ist aber so!«

Jetzt dürfen Sie mich bitte nicht falsch verstehen. Das bedeutet nicht, dass ich Schimmelwachstum in einem Gebäude oder Wohnraum dulde und sage, so schlimm ist das nicht. Nein, eher das Gegenteil ist der Fall: Wir können die Schimmelpilze in der Luft nicht vermeiden, das Schimmelwachstum in Wohnräumen dagegen schon.

Grundsätzlich kommt ein Schimmel selten alleine. In munterer Vielzahl tummeln sich unterschiedliche Schimmelpilze, Bakterien und weitere winzige Organismen wie Protozoen (Protozoen sind einzellige, einfache Organismen – Urtierchen) und Hefepilze gemeinsam an einer Stelle. Es ist daher völlig egal, wie viele unterschiedliche Beteiligte sich an einer Stelle tummeln, einfachheitshalber wird das Konglomerat aus Mikroorganismen zur Vereinfachung unter dem Begriff Schimmel zusammengeführt. Wenn wir also von Schimmel reden, dann sprechen wir nie über eine einzelne Art oder Gattung, sondern voneinem ganzen Haufen, wie auch immer sich dieser zusammensetzt. Selbst Milben sind bei einem Schimmelbefall vertreten. Die mikroskopisch kleine Milbe gehört zu einer Unterklasse der Spinnentiere, die sich von Hautschuppen und Schimmelpilzen ernährt. Daher ist es auch keine Seltenheit, dass Milben bei der Entnahme einer Klebefilmprobe im Anschluss unter dem Mikroskop auftauchen und zusammen mit dem Schimmelpilz sichtbar werden. Da Milben allergische Reaktionen auslösen können, tragen sie zusammen mit dem Schimmelpilz zu einer gesundheitlichen Beeinträchtigung der Bewohner bei.

Der Begriff «Schimmel« bezeichnet daher nicht nur Schimmelpilze!

Wer sich die Mühe machen möchte und es genau wissen will: Es existieren schätzungsweise 250.000 verschiedene Schimmelpilzarten. Davon sind lediglich etwa 120.000 näher beschrieben oder bekannt. Wer sich gerne der Forschung und Untersuchung der restlichen 130.000 Arten annehmen möchte, sei hiermit herzlich eingeladen. Die Artenvielfalt der Schimmelpilze ist kaum zu überschauen und im Reich der Schimmelpilze wird es noch viel zu entdecken geben. Ein kleiner Ausblick dazu erfolgt später.

Jetzt darf man aber nicht denken, dass die bereits bekannten Schimmelpilzarten ein unüberschaubarer Haufen sind. Die Arten werden in sogenannte Gattungen unterteilt. Hinter dem Sammelbegriff Schimmelpilze verbergen sich Pilze, die typischerweise Pilzfäden (die sogenannten Hyphen) und Sporen bilden. Die genaue Fachbezeichnung eines Schimmelpilzes besteht immer aus einem lateinischen Doppelnamen. Der erste Teil des Namens steht für die Gattung und der zweite Teil steht für die jeweilige Pilzart. So entstehen dann die unaussprechlichen Namen eines Schimmelpilzes wie Penicillium ollsoni, Penicillium chrysogenum, Penicillium crustosum und noch einige Penicillium -Arten mehr. Anhand der Vielzahl an Gattungen und Arten bleibe ich, wie auch das Umweltbundesamt, bei dem einfachen Begriff Schimmel, das macht es um einiges leichter. Trotzdem möchte ich noch eine kurze Übersicht der Gattungen anfügen, die am häufigsten angetroffen werden:

- Fusarium
- Penicillium
- Aspergillus
- Alternaria
- Mucor
- Cladosporium

Wie bereits erwähnt, sind Schimmelpilze etwas ganz Natürliches. Sie sind ein fester Bestandteil unserer Umwelt und haben daher auch eine Funktion. Der Auftrag für die Schimmelpilze heißt »aufräumen«. Schimmelpilze zersetzen daher gnadenlos alles, was sich irgendwie zersetzen lässt. Vor allen Dingen sind das organische Stoffe, die in der Natur vorkommen. Sie sind daher ein wichtiger Bestandteil des Kohlenstoffkreislaufs. Im Wald z. B. wird alles, was die Käfer, Würmer und ähnliches Getier bereits zerkleinert haben, weiter zersetzt und zu neuer Erde verwandelt. Dies ist ein Prozess, der ohne Schimmelpilze gar nicht möglich wäre. Für ihre Arbeit sind die fleißigen Helfer der Natur ziemlich anspruchslos. Sie benötigen lediglich ein wenig Wasser, um ihre Arbeit verrichten zu können. Damit diese zügig verrichtet wird, legen die Schimmelpilze eine rasende Geschwindigkeit hin. Pro Minute werden mehrere Millionen Sporen produziert, die sich dann munter über die Luft verteilen, um neue Verdauungsplätze zu eröffnen. Dabei sind sie extrem teamfähig und bilden mit anderen Gattungen und Arten sowie Bakterien usw. eine unschlagbare Gemeinschaft. Am Anfang sind sie so klein, dass sie mit dem bloßen Auge gar nicht zu erkennen sind, ein echter Mikroorganismus. Wenn sie sich jedoch zu mehreren Millionen zusammengerottet haben und sichtbar werden, ist es eigentlich schon zu spät. Die Verbreitung des Schimmelpilzes erfolgt über seine Sporen, die in großem Umfang produziert werden und überwiegend farbig sind. Die Sporen verteilen sich über die Luft und irgendwo rieseln sie wie Staubteilchen einfach nieder oder setzen sich an einer Oberfläche fest. Wenn sie jetzt gefüttert werden, also wenn Feuchtigkeit als Nahrung sowie organisches Material als Nährboden zur Verfügung stehen, beginnen die Sporen, das Objekt mit Fäden zu durchziehen. Dieses Fadengeflecht nennt man auch Mycel und es ist mit einem Wurzelwerk zu vergleichen. Die Größe, die ein Mycel erreichen kann, ist gigantisch. Pilzmycele können ein Ausmaß von einem Quadratkilometer erreichen und dabei eine riesige Biomasse bilden. Wenn sich ausreichend Pilzfäden gebildet haben, wachsen die Hyphen. Hyphen sind die Sporenträger, an denen sich dann millionenfach neue Sporen bilden, die sich wieder über die Luft verteilen, um den Kreislauf neu zu starten. Ein ganz natürlicher Kreislauf. Daher sind Schimmelsporen in der Außenluft und auch in der Innenraumluft prinzipiell als völlig normal zu bezeichnen.

Immer wieder höre ich so etwas wie »das ist der gefährliche Schwarzschimmel!« Angesichts der Vielzahl an Gattungen und Arten sollte einem klar sein, dass es nicht »den Schwarzschimmel« gibt. Das liegt schon mal daran, dass weder Schwarz noch Schimmel aus dem Lateinischen stammen. Weiters gibt es ca. 40 verschiedene Arten, die man als schwarzen Schimmel unterscheiden könnte. Die meisten davon wachsen am liebsten auf Lebensmitteln wie Getreide, Obst oder Gemüse. Unter guten Wachstumsbedingungen können einige dieser Arten auch auf Tapeten, Wänden oder an der Rückseite der Schränke wachsen und gedeihen. Wichtig für den Schimmel ist dabei, dass das Nahrungsangebot stimmt. Das Geheimnis, wie der Schimmel vom Gemüse auf die Tapete kommt, werde ich später lüften.

Warum sprechen die meisten eigentlich nur vom schwarzen Schimmel? Was ist denn mit dem leuchtend gelben oder dem eklig grünen, dem freundlichen roten oder dem unschuldigen weißen Schimmel? Willkommen in der bunten Welt der Schimmelpilze. Es gibt eine Vielzahl an farblichen Kombinationen, die abhängig von der Art des Pilzes und des Untergrundes sind. Die Ergebnisse sind farbenprächtige Werke der Natur. Wenn Schimmel innerhalb der Wohnung wächst, ist es eigentlich egal, welche Farbe er hat. Ein Schimmelbefall in Wohnräumen muss ernst genommen werden und seiner Ursache muss man auf den Grund gehen.

Am gefährlichsten ist Schimmel, wenn er direkt über die Nahrung aufgenommen wird. Das gilt mehr oder weniger für die meisten Schimmelarten. Das bedeutet: Ein Schluck aus dem mit Schimmel versetzten Tetrapack Apfelsaft ist gefährlicher als der Fleck in der Zimmerecke. Ein Biss in ein Stück Brot, bei dem der Schimmel noch nicht entdeckt wurde, er aber bereits da ist, sorgt dafür, dass wir die Schimmelpilze direkt in uns aufnehmen. Doch auf die Gefahren und Auswirkungen der Schimmelpilze auf den menschlichen Organismus komme ich später noch zu sprechen.

Diese mikroskopisch kleinen Helfer der Natur sind noch dazu pure Überlebenskünstler. Sie wachsen in einem sehr breiten Temperaturfenster.[3] Ihre Wachstumsmöglichkeiten in Bezug auf die Temperatur liegen zwischen 0 °C und ca. 60 °C. Ihre Wohlfühl- und Hier-gedeihe-ich-prächtig-Temperatur liegt zwischen 25 °C und 35 °C, was wiederum bedeutet, dass wir mit unseren Wohnungen schon fast ein perfektes Raumklima zur Verfügung stellen. Natürlich teilen sich die Schimmelpilze hierbei noch ein wenig auf. So sind in einem Temperaturfenster von 0 °C bis 40 °C mesophile Schimmelpilze anzutreffen. Bis 50 °C arbeiten die thermotoleranten Schimmelpilze und richtig warm mögen es jene, die einen Temperaturbereich von 20 °C bis ca. 60 °C bevorzugen, die thermophilen Schimmelpilze. Temperatur beeinträchtigt und behindert einen Schimmelbefall also nicht.

Es kommt beim Wachstum auch ein wenig auf den Untergrund an und welchen pH-Wert der Schimmelpilz hier antrifft. Schimmelpilze können in einem breiten pH-Bereich wachsen. Dies ist abhängig von der Schimmelpilzart, aber in einem Bereich zwischen 2 (sehr sauer) über 7 (neutral) bis 11 (sehr alkalisch, die höchste Stufe ist 14) ist prinzipiell ein munteres Aufwachsen der kleinen Freunde möglich. Es ist erkennbar, dass Alkalität dem Schimmel etwas mehr entgegenzusetzen hat als ein saurer (säurehaltiger) Untergrund. Ungünstig ist daher die Tatsache, dass Kalkfarben und Kalkputze im Laufe der Zeit an Alkalität verlieren und daher nur als temporärer Schimmelschutz zu betrachten sind. Ein Blick in den Kuhstall hilft, um dies zu verstehen. Trotz Kalkputzen und Kalkanstrichen kommt es in so manchem Bauernhof zu Schimmelbefall im Kuhstall. Klar, denn das Temperatur- und Feuchtigkeitsfenster passt perfekt und die Putze und Farben können ihren pH-Wert nicht ewig aufrechterhalten. Der Schimmel wartet einfach, bis er zuschlagen kann, und dann ist er da und setzt seinen eigenen Kreislauf fort.

Sauerstoff und Licht spielen beim Schimmelwachstum keine bzw. nur eine untergeordnete Rolle. Der kleine Schimmel wächst noch munter vor sich hin, wenn wir Menschen bereits aufgrund eines Sauerstoffmangels tot am Boden liegen. Ersticken und der Entzug von Tageslicht sind also nicht wirklich eine Lösung.

Das Wachstum ist, wie bereits gesagt, auch abhängig vom Untergrund. Befallen werden grundsätzlich alle Materialien, die imstande sind Feuchtigkeit aufzunehmen und zu speichern. Speicherfähig sind vor allem die Untergründe, die mit Poren durchsetzt sind, und das Speichern von Flüssigkeiten sowie das Ausbreiten des Mycels begünstigen. In porenfreien Materialien wie z. B. Keramik, Glas, Metall oder Kunststoff, also allem, was eine sehr hohe Dichte besitzt, können die Schimmelpilze nicht wachsen. Achtung, hier steckt das Detail in dem Wort »in«. Der Schimmel kann in diesen Untergründen nicht wachsen, sehr wohl aber auf den jeweiligen Materialien. Staubablagerungen bilden auf diesen glatten und dichten Flächen einen optimalen Biofilm, der in Zusammenarbeit mit Feuchtigkeit einen Schimmelbefall ermöglicht. Dies ist eine wichtige Unterscheidung, die bei einer Sanierung eine wesentliche Rolle spielt. Doch noch sind wir nicht so weit, dass wir uns schon mit Sanierungsmöglichkeiten beschäftigen.

Nachdem wir jetzt auf dem Schirm haben, dass es viel zu viele Schimmelpilzarten gibt, sie auf jeglichem Untergrund wachsen und wir ihnen in unseren Wohnräumen eine fast optimale Temperatur zur Verfügung stellen, muss nur noch die Frage geklärt werden: Wie viel Wasser braucht der Pilz, um seine Arbeit zu verrichten? Auf Fachchinesisch ist der Wasseraktivitätswert (aw-Wert), der bei den Schimmelpilzen je nach Art und Gattung sehr unterschiedlich sein kann, für das Wachstum verantwortlich. Der aw-Wert setzt also die minimale Grenze fest, bei der ein Wachstum möglich ist. Wenn ein Cladosporium cladosporioides einen aw-Wert von 0,78 besitzt, dann bedeutet das, dass ein Wachstum bei einer Feuchtigkeit von 78 Prozent möglich ist. Eine 78-prozentige Feuchtigkeit ist kein flüssiges Wasser. Es muss auch nicht zwingend direkt Wasser oder ein mit Feuchtigkeit durchtränktes Material sein, denn der Schimmel ist in der Lage, die benötigte Feuchtigkeit aus der Luft aufzunehmen. Die Luftfeuchtigkeit bzw. die Wassermenge in der Luft spielen also ebenfalls entscheidende Rollen. Daher werden wir uns später diesem Thema besonders widmen.

Der kleine Ausflug in die Mikrobiologie macht deutlich, dass es sehr schwer, ja fast unmöglich ist, Schimmel am Wachstum zu hindern, wenn ihm optimale Lebensbedingungen zur Verfügung gestellt werden. Dies bedeutet, dass wir nicht den Schimmel bekämpfen müssen, der ja sowieso überall in der Luft vorhanden ist, sondern dass es darum geht, die Nahrungsquelle zu reduzieren bzw. einzuschränken. Nur so kann er in seinem Wachstum gehemmt werden.

Versäumen wir, den Schimmel in seinem Kreislauf zu stören, dann hat er sich rasend schnell eingenistet. Wie schnell er sich jetzt ausbreitet, hängt von der Kombination aus Temperatur und Feuchtigkeit ab. Das Wachstum erfolgt, wie bereits erwähnt, über das Mycel, das sich flächenmäßig ausbreitet. Ein Aspergillus versicolor hat bei einer Luftfeuchtigkeit von 85 Prozent und einer Temperatur von 10 °C eine Ausbreitung von 0,01 mm/Tag. Verändern wir jetzt nur die Temperatur auf 25 °C und lassen alle anderen Parameter gleich, erreicht der Schimmel eine Ausbreitung von 0,5 mm/Tag. Dies entspricht einer Verbesserung von 5.000 Prozent. Das nenne ich effektiv und es verdeutlicht, dass wir uns mehr auf die Wachstumsbedingung fokussieren sollten.

Die Hotspots der Schimmel-Schauplätze

Wo sind die Hotspots der Schimmelschauplätze in unseren Wohnungen? Eine interessante Frage, denn angesichts der Tatsache, dass sich der Schimmel überall auf unserer Welt verbreitet, macht es Sinn, sich darauf zu beschränken, wo in unseren eigenen vier Wänden der Schimmel zuschlagen kann. Diese Frage lässt sich nicht so einfach beantworten, denn es gibt eine Vielzahl an Faktoren, die Einfluss auf sein Wachstum haben. Die nachfolgenden Beispiele sind daher lediglich als oft zitierte Möglichkeiten in Betracht zu ziehen. Natürlich wird es immer wieder Personen geben, die sagen: »Bei mir ist das aber nicht so.« Vielleicht gibt es jedoch den einen oder anderen, der nach dem Lesen dieser Zeilen denkt: »Mist, darüber habe ich mir noch keine Gedanken gemacht.« Die nachfolgend aufgeführten Brutstätten unterliegen weder einem Ranking noch einer Hitparade für Schimmelbefall. Sie sind nur immer wieder in schöner Regelmäßigkeit mit Schimmelwachstum in Verbindung zu bringen.

Ich beginne mit der Topfpflanze. Dass jegliche Arten von Pflanzen bei ihrem Verrottungsprozess von Schimmelpilzen unterstützt werden, haben wir bereits geklärt. Daher ist es völlig normal, dass Topfpflanzen und Blumenerde als Schimmelschauplätze in unseren Wohnräumen zu nennen sind. Es ist für einen Fachkundigen, jede Expertin, logisch, dass bei einer Untersuchung der Raumluft auf Schimmelpilze Blumen und Topfpflanzen entfernt werden müssen, da sie das Ergebnis beeinträchtigen oder verfälschen können. Je nachdem, wie grün der Daumen des Pflanzenbesitzers ist, können mal mehr oder weniger Schimmelsporen aus den Blumentöpfen freigesetzt werden. Unter Umständen und je nach Größe des Topfes ist die Biomasse des Schimmels in der Blumenerde größer als der Befall an der Wandfläche. Daher sollten wir diese Brutstätte für Schimmelbefall auf jeden Fall auf unserer Liste haben.

Die süßen kleinen Haustiere wie Hamster, Kaninchen, Chinchillas oder was sonst noch so durch die Stube krabbelt, gehören ebenfalls auf unseren Schimmelradar. Nicht, dass die Tiere selbst den Schimmel begünstigen. Es sind eher die Randbedingungen bzw. die Pflege und Reinigung der Kleintierkäfige, die dabei eine wesentliche Rolle spielen. Am einfachsten ist es, wenn immer frisches Heu oder Streu im Käfig verteilt wird. Es sieht schön sauber aus und der kleine Krabbler oder Hüpfer bekommt auch keine schmutzigen Füße. Wird jedoch Schicht für Schicht aufgetragen, gammelt es dank Urin und Kot in den Tiefen wie in einem Komposthaufen. Wenn ich mir jetzt noch die Ausbreitung bzw. das Wachstum vor Augen führe, die so ein Schimmelpilz unter günstigen Bedingungen an den Tag legen kann, wird mir klar, dass es nicht nur für den tierischen Freund von großer Bedeutung ist, dass der Käfig täglich gereinigt wird.

Ein weiterer Hotspot befindet sich in unserer Küche: der Mülleimer! Kaffeefilter, Teebeutel, Essensreste und einige Leckereien mehr landen täglich in unseren mit Plastiktüten ausgeschlagenen Mülleimern. Ein wahres Traumrevier für jeden Schimmel. Wenn es etwas wie den Himmel auf Erden für Schimmel geben kann, dann ist das der Mülleimer. Hand aufs Herz, wie oft bringen Sie Ihren Müll nach draußen und eliminieren damit eine Gefahrenquelle?

Feucht und warm: Schimmel liebt seine kleinen Freunde, die Milben. Idealerweise sorgen wir selbst in unseren Betten für die idealen Wachstumsbedingungen für dieses Duo. Selbst wenn wir keine Schimmelsporen sehen, die Milben sind auf jeden Fall da. Können Sie sich noch daran erinnern? Auch Milben besitzen die Eigenschaft, uns gesundheitlich zu beeinträchtigen. Warum das heute ein Problem ist und was meine Oma dagegen gemacht hat? Etwas Geduld bitte.

Wenn wir die weiteren Hotspots räumlich unterteilen wollen, sollten wir mit dem Badezimmer beginnen. Durch häufige Nutzung herrscht hier immer eine hohe Feuchtelast, und weil wir nicht frieren wollen, passt auch die Temperatur. Wenn wir jetzt verstehen, wie sich das Wasser in unserem Badezimmer verteilt, dann können wir sogar den sichtbaren Befall nachvollziehen.

Besonders beliebt ist ebenso das Schlafzimmer, denn die Feuchtigkeit steckt nicht nur in der Matratze. Mit jedem Atemzug, den wir beim Schlafen tätigen, produzieren wir Feuchtigkeit, die unser Schlafzimmer belastet. Warum der Schrank vor der Außenwand zu einem Problem werden kann, wird sich noch aufklären. Im Moment erfassen wir lediglich das Schlafzimmer als Hotspot.

In der Küche haben wir neben dem bereits genannten Mülleimer oft ein Problem hinter den Schränken. Unbemerkt wächst und gedeiht dort der Schimmel, da hier ein ähnliches Problem wie hinter dem Schlafzimmerschrank besteht. Dabei kommt es aber auf die Randbedingungen an. Randbedingungen sind die Art und Weise, wie das Gebäude gebaut ist und wie darin gewohnt wird.

Letzteres gilt für alle weiteren Schimmelplätze. Egal, ob

an der Decke, am Fußboden, in der Fensterlaibung oder wo immer: Ein Schimmelbefall ist stets von seinen Randbedingungen abhängig. Denn wenn die Randbedingungen keine Feuchtigkeit für den Schimmel zur Verfügung stellen, ist auch kein Wachstum möglich.

Im Namen der Rose

Es ist alles eine Frage der Sichtweise. Ist es tatsächlich so, dass wir beim Anblick von Schimmelbefall an Decken- und Wandflächen das Weite suchen müssen und Gefahr für Leib und Leben besteht? Kaum vorstellbar, aber es gibt Menschen, die sich über ihren mikrobiellen Untermieter freuen, und weil die Freude allein nicht ausreicht, sind sie auch noch stolz darauf. Verkehrte Welt oder doch eine Frage der Sichtweise?

Richten wir unseren Blick auf das Kloster Eberbach, eine ehemalige Zisterzienserabtei in der Nähe von Eltville am Rhein im Rheingau, Hessen. Bekannt ist die Abtei wegen eines deutsch-französisch-italienischen Filmdramas aus dem Jahr 1986 – »Der Name der Rose« nach dem gleichnamigen Roman von Umberto Eco. Die meisten Innenaufnahmen fanden im Dormitorium des Klosters Eberbach statt. In der Anfangszeit schliefen alle Mönche oder Nonnen eines Klosters in einem gemeinsamen Schlafsaal, der nur mit Stroh ausgelegt war, dem Dormitorium. Lediglich im Film wurde dieser einzigartige Raum zum Skriptorium, in die klösterliche Schreibstube, umgewandelt. Die Bücher, die in einem solchen Ort entstanden sind, sind von großem Wert. Ein richtiger Schatz für Liebhaber. Ein richtiger Schatz befindet sich noch heute in den Kellergewölben der Abtei. Hier lagern die hessischen Staatsweingüter, Weine aus drei Jahrhunderten. Darunter sind einige, die bei einer Versteigerung vier-, manchmal sogar fünfstellige Summen erzielen. Die Lagerung dieser kostbaren Tropfen ist zweifelsfrei von großer Wichtigkeit. In den Kellergewölben der Abtei herrscht ein eigenes Klima: Im Sommer steigt das Thermometer nicht über 12 °C und im Winter sinkt die Temperatur nicht unter 8 °C. Die Luftfeuchtigkeit von 85 bis 90 Prozent ist gut für den Wein, macht jedoch für den Menschen eine recht unbehagliche Kälte. Die optimalen Lagerbedingungen sind aber nicht das Einzige, was positiv hervorzuheben ist. Die kostbaren Flaschen in den Weinregalen lagern hier seit Jahrzehnten und ihre Etiketten sind kaum noch lesbar, da das Papier vom Alter, der Luftfeuchtigkeit und vom Schimmel stark angegriffen sind. Der Schimmel bildet eine richtige Decke rund um den Hals der Flasche. Aber nicht nur das. Wie in Filmen, in denen Vorhänge aus unbestimmten Substanzen den Weg versperren, hat er sich zu einem Gebilde verdichtet, das von den Decken herabhängt. Dieser Kellerschimmel ist ein dicker, graugrüner bis fast schwarzer Schimmelpilz der Gattung Schlauchpilze mit der botanischen Bezeichnung »Zasmidium cellare« oder veraltet auch »Cladosporium cellare«. Vorzugsweise finden wir ihn in Kellern und Holzfässern. Er liebt die hohe Luftfeuchtigkeit und das besondere Ambiente in Kellern. Seine Nahrung sind die flüchtigen Stoffe des Weines wie Alkohol, Essigsäuren und Ester. Ein wahrer Alleskönner. Ist die Raumfeuchtigkeit zu hoch, saugt der Kellerschimmel sie auf, ist sie zu niedrig, so gibt er eingelagerte Feuchtigkeit ab und sorgt so für optimale Bedingungen. Des Weiteren verlangsamt der am Flaschenhals abgelagerte Belag die Reifung und schützt den Korken vor dem Austrocknen. Er verhindert die Bildung von unangenehmem, modrigem Schimmelgeruch und wird daher sehr gerne in den Weinkellern gesehen. Im Kloster Eberbach ist das Kellertuch besonders ausgeprägt. Das Mycel bildet einen mehrere Zentimeter dicken, pelzigen Flaum, der aufgrund seines flauschigen Aussehens auch gerne »schwarze Katze« genannt wird.

Jeder Winzer und Weinbauer ist glücklich, wenn er einen solchen Kellerschatz sein Eigen nennen kann. Der Kellerschimmel und der Wein führen ein gemeinsames Leben in der Dunkelheit der Gewölbe. Lediglich auf den Holzfässern wird er nicht geduldet, denn hier hat er nichts zu suchen. Im Wein selbst kommt er nicht vor und kann auch keinen Schaden anrichten, denn er verträgt keinen Alkohol. Allerdings ist es so, dass er ab einem Alkoholgehalt von zwei Volumenprozent nicht mehr in der Lage ist zu wachsen.[4]
Spätestens in dem Moment, in dem die Mönche entdeckt haben, dass die »Kellerkatze« auch Vorteile für den Wein mitbringt, sind sie der Schimmelsanierung ihrer Kollegen aus Kanaan abtrünnig geworden. Ein Schimmel, der dem Wein Gutes tut, kann nicht als »unrein« bezeichnet werden. In einem solchen Fall wird auch nichts von Decken- und Wandflächen abgeschabt. Wenn es im Weinkeller schimmelt, freut sich der Winzer.

Schuld am Schimmel hat …

Schuld am Schimmel hat immer das Wasser. Daher müssen wir uns die Frage stellen, wer hat schuld am Wasser und ist es eigentlich richtig, diese Frage zu stellen? Willkommen beim bereits eingangs erwähnten »Schwarzer Peter«-Spiel. Denn bei der Frage nach der Schuld suchen wir doch meistens denjenigen, der zum Schluss die Zeche zahlen soll. Daher wird diese Frage nur in Verbindung mit einem Mietverhältnis gestellt. Mieter und Vermieter streiten munter vor sich hin und jeder beschuldigt den anderen, schuld an der Schimmel-Misere zu sein. Mit ausgestrecktem Finger zeigt man auf sein Gegenüber und befreit sich dabei von jeglicher Verantwortung. Doch Vorsicht, wer mit dem Zeigefinger auf andere Personen zeigt, deutet gleichzeitig mit Mittel-, Ring- und dem kleinen Finger auf sich selbst. Daher ist ein gesundes Maß an Reflexion gar nicht verkehrt. Wer selbst in seiner eigenen Immobilie einen Schimmelbefall findet, stellt komischerweise nie die Schuldfrage. Kein Eigenheimbesitzer kam jemals zu mir und fragte mich: »Wer hat Schuld am Schimmel in meinen vier Wänden?« Die Erkenntnis, sich dabei an die eigene Nase fassen zu müssen, haben die meisten von alleine. Daher wird die Fragestellung wesentlich besser durchdacht. Sie lautet meistens: »Woher kommt der Schimmel und was kann ich dagegen tun?« Auf dieser Basis ist es wesentlich leichter, die Ursache für den Schimmel zu lokalisieren und zu beseitigen, während die streitenden Kontrahenten immer noch die Karten hin- und herschieben.

Die Schuldfrage wird weder von einem Sachverständigen beantwortet noch von den Rechtsanwälten. Das ist eine Aufgabe für das Gericht, das durch einen Richter vertreten wird. Nach dem Vortrag der Beteiligten und nach Sichtung der Akten kann der Richter ein Urteil fällen und die Schuldfrage klären, um es kurz und grob zusammenzufassen. Das Problem dabei ist jedoch, der Richter hat doch auch keine Ahnung, wieso und warum es in dieser Ecke zu einem Schimmelbefall gekommen ist. In fachlichen Fragen ist das Gericht blind und der Sachverständige ist dabei das Auge der Justiz. Daher sagt ein Sachverständiger auch nicht, wer schuld ist, denn das darf er gar nicht. Er erklärt dem Richter lediglich den Sachverhalt und unter welchen Umständen der Schimmel zum Wachsen gekommen ist, und dann erarbeitet der Richter daraus einen Schuldspruch.

Doch bevor wir uns vor Gericht streiten, wollen wir uns dem Verhältnis Mieter und Vermieter noch einmal von vorne widmen. Der Vermieter hat eine leer stehende Wohnung, die er gerne jemandem zur Verfügung stellen möchte. Der Mieter hat keine eigene Wohnung, braucht aber ein Dach über dem Kopf. Daher schließen die beiden einen Mietvertrag ab. Dieser Vertrag wird schriftlich fixiert und beinhaltet die

Zahlung einer monatlichen Miete für die Nutzung. Grundlage und Regeln für einen Mietvertrag basieren auf dem Bürgerlichen Gesetzbuch (BGB § 535[5]). Für die Zahlung einer Miete bekommt der Nutzer eine Wohnung vom Vermieter zur freien Verfügung gestellt. Im Juristendeutsch muss sich die Wohnung in einem geeigneten Zustand für einen vertragsgemäßen Gebrauch befinden. Sie ist also als mangelfrei zu bezeichnen. Während der Mieter dafür Sorge zu tragen hat, dass der monatliche Mietzins beglichen wird, muss der Vermieter dafür sorgen, dass sich der Gebrauchszustand der Wohnung nicht verschlechtert. Wenn beide Parteien ihrer Verpflichtung nachkommen, gibt es keinerlei Probleme. Der Nutzer bzw. der Mieter hat noch eine weitere Aufgabe. Er muss auf die Wohnung aufpassen und darauf achten, dass alles in Ordnung ist, denn der Vermieter hat mit der Übergabe der Wohnung keinerlei Möglichkeiten mehr, Veränderungen an der Mietsache selbst wahrzunehmen. Dinge, die in oder an der Wohnung kaputtgehen, müssen also repariert werden. Für die einfachen Reparaturen gibt es in den meisten Mietverträgen einen Passus für kleinere Instandsetzungs- und Reparaturarbeiten, die dann vom Mieter zu übernehmen sind. Das heißt, er beauftragt und bezahlt für diese kleinen Reparaturarbeiten. Alle größeren Maßnahmen und Reparaturarbeiten müssen dem Vermieter gemeldet werden, damit er die Instandsetzungsmaßnahmen beauftragen und letztendlich auch bezahlen kann.

Kommt ein Schimmelbefall ins Spiel, wird die Sache wesentlich komplizierter. Sobald der Schimmel sichtbar ist oder ein begründeter Verdacht (muffiger Geruch) auf einen Schimmelbefall besteht, muss der Mieter im Rahmen seiner Obhutspflicht dem Vermieter schriftlich mitteilen, dass seine Wohnung dadurch beeinträchtigt ist. Ist ein Schimmelbefall ein klarer Mangel? Nun, die Wohnung erfüllt nicht jene Bedingungen, die vertraglich ausgemacht wurden. Den Vermieter trifft also die Pflicht, die Wohnung in jenen Zustand zu versetzen, zu dem er vertraglich verpflichtet ist. Er muss handeln, denn offensichtlich liegt ein Mangel vor. Wer rechtlich gebildet ist, denkt natürlich sofort an eine Frist, die zur Gutmachung oder Beseitigung des Schadens gesetzt wird.

In den Fällen, die ich begleitet habe, wurden die Fristen zur Beseitigung mit einem Zeitraum von 10 bis 15 Tagen angesetzt. . Wer sich jetzt noch Rat bei den Facebook-Experten einholt, kürzt auch gleich die Miete, da die Wohnung ja nicht mehr vertragstauglich ist.

Juristisch gesehen ist alles richtig. Ein Mangel wird schriftlich angezeigt und zur Mängelbeseitigung wird eine angemessene Frist gesetzt. Natürlich habe ich auch das Recht, meine Mietzahlung zu kürzen, da meine Wohnung nicht mehr dem Vertrag entspricht. Aber das sind doch nicht die ersten Schritte bzw. die ersten Maßnahmen, die getroffen werden müssen. Sorry, aber jetzt befinden wir uns völlig im Wahn der Juristerei. Das beginnt mit der Tatsache, dass ich eine Frist zur Beseitigung setze, ohne zu wissen, welche Arbeiten überhaupt notwendig sind. Ein Wasserschaden aus einer Rohrleitung kann nicht so schnell austrocknen. Bei unserer heutigen immer dichteren Bauweise kann es unter Umständen passieren, dass der Grund für den Schimmel ein Wasserschaden im Nachbargebäude ist. Das erschwert die Sache, da jetzt weder Mieter noch Vermieter Herr über diese Lage sind. Hoffentlich ist der Nachbar einsichtig und nimmt sich genauso ernsthaft der Situation an. Bei einem Leitungswasserschaden werden außerdem die Versicherungen ins Spiel gebracht. Gebäudeversicherung, Hausratversicherung und Haftpflichtversicherung kommen für den entstandenen Schaden auf, auch für einen gerechtfertigten Mietausfall. Wie fast überall im Leben gilt für die Beteiligten: Ist es nicht besser, das bestehende Problem gemeinsam zu lösen, statt zu streiten?

Schwierig ist es, wenn kein offensichtlicher Schaden erkennbar ist. Ohne Rohrleitungsschaden, ohne defektes Dach hat sich der Schimmel plötzlich und scheinbar ohne Grund in der Wohnung eingenistet. Kürze ich jetzt meine Miete über die kritische Grenze von zwei Monaten, ohne dass die Sachlage vollständig geklärt ist, setze ich mich dem Risiko aus, dass mir der Vertrag fristlos gekündigt werden kann, da ich meiner Verpflichtung einer Mietzahlung nicht mehr vollumfänglich nachkomme. Aber wie bereits erwähnt, sprechen wir jetzt nur noch von Recht, Pflicht und Schuld. Keiner setzt sich mit dem eigentlichen Problem auseinander. Warum ist der Schimmel da? Welche Umstände haben ihm die Möglichkeit gegeben, genau an dieser Stelle zu wachsen? Natürlich brauchen wir auch die rechtlichen Rahmenbedingungen und die Unterstützung durch einen Juristen, aber nicht als erste Maßnahme. Als Erstes gilt es, schnell und unparteiisch zu klären, woher der Schimmelbefall seine Nahrung bekommt und warum er sich genau dieses Plätzchen als Brutstätte ausgesucht hat. Das ist auf jeden Fall eine Aufgabe für einen Profi.

Bereits in der Bibel stand geschrieben, dass bei einem Befall als Erstes der Hausbesitzer informiert werden soll und nicht der Mieterverein oder der Rechtsanwalt. Daraus interpretiere ich, dass der Hausbesitzer seiner Verpflichtung nachkommen soll. Wer eine Immobilie besitzt, muss sich seiner Verantwortung bewusst sein und ein auftretendes Schimmelproblem immer ernst nehmen.

Aus meiner Erfahrung heraus lassen sich die von mir in den letzten 20 Jahren besichtigten Schimmelschäden folgendermaßen einteilen:

- 20 Prozent – der Grund liegt in der Bausubstanz.
- 20 Prozent – der Grund liegt am Nutzer.
- 60 Prozent – der Grund liegt an Bausubstanz und dem Nutzer.

Es ist klar zu erkennen, dass mehr als die Hälfte der von mir besichtigten Schimmelschäden durch eine Mischung aus Gebäudeproblem und Nutzerverhalten entstanden ist. Daher zeigen ja immer drei Finger auf mich selbst, während ich mit einem Finger auf mein Gegenüber deute. Als Nutzer darf ich mir selbst die Frage stellen, ob mein Wohnverhalten korrekt und angemessen ist. Gibt es vielleicht etwas, das ich besser machen kann? Als Hausbesitzer- bzw. Hauseigentümer kann ich mein Gebäude hinterfragen. Ist da wirklich alles in Ordnung? Kann es sein, dass im Laufe der Zeit die Gebäudesubstanz etwas gelitten hat? Ist die ein oder andere Sanierungs- und Modernisierungsleistung aufeinander abgestimmt gewesen oder ist eine der vorgenannten Leistungen vielleicht überfällig?

Als grenzenloser Optimist sehe ich immer das Gute und gehe davon aus, dass beide Parteien sich aktiv an der Beseitigung des Schimmelproblems beteiligen wollen. Leider ist die Realität oft anders und es kommt nicht ohne Grund zu so vielen Rechtsstreitigkeiten im Mietrecht aufgrund von Schimmelbefall. Wer sich also streiten will, der sollte sich seiner Sache sicher sein. Allein die Vielzahl an unterschiedlichen Urteilen und ihre Begründungen bei Schimmelbefall in Wohnräumen würde ein Buch füllen.

Das Schlachtfeld der Streitigkeiten ist riesengroß und es gibt unterschiedliche Gründe zum Streiten. Möchte ich z. B. nur meinen ungeliebten Untermieter »Schimmel« loswerden, damit meine Wohnung wieder dem vertraglichen Zustand entspricht, ist das etwas anderes, als wenn ich um die Täterschaft (also wer den Schimmel verursacht hat) streite. Natürlich kann ich auch um Schadensersatz streiten, wenn sich die mikroskopisch kleinen Biester, aus welchem Grund auch immer, in meinen Wohnraum gefressen haben. Des Weiteren gibt es Fälle, in denen ein Mieter in einen Altbau zieht und schon aufgrund der Möglichkeit für einen Schimmelbefall seinen Vermieter auf Sanierung des Hauses verklagt. Ich bin kein Jurist und werde mich daher nicht zu den Ausgangsmöglichkeiten der Streitfälle äußern. Wer sich streiten will, der sollte sich im Klaren sein, dass dies unter Umständen eine längere Prozedur werden kann. Was passiert aber mit dem Schimmel in der Wohnung während des Gerichtsprozesses? Wenn ein Schimmelbefall gesundheitliche Auswirkungen haben kann, dann ist es doch sicherlich nicht sinnvoll, ihn über den gesamten Zeitraum des Rechtsstreits in meiner Wohnung zu lassen. Es stellt sich sofort die Frage: Möchte ich recht haben oder gesund sein?

Wer einen Schimmelbefall in seiner Wohnung entdeckt, muss ihn unmittelbar seinem Vermieter anzeigen. Dies sollte in schriftlicher Ausführung erfolgen. Bitte machen Sie auch ein paar Bilder und dokumentieren Sie den Schaden. Ein unabhängiger Zeuge ist ebenfalls von Vorteil. Fest steht auf jeden Fall, der schimmelige Untermieter muss raus. Wer auf Nummer sicher gehen will, schaltet zur Dokumentation einen unabhängigen Sachverständigen ein. Der kann bei der Besichtigung schon etwas zur Entstehung sagen und man bekommt ein Gefühl dafür, ob sich ein Rechtsstreit lohnt. Auch ein selbstständiges Beweisverfahren ist eine Möglichkeit, um einen Schimmelbefall für einen Rechtsstreit zu dokumentieren, um ihn im Anschluss entfernen zu können. Wie gesagt, der Schimmelbefall hat in unserer Wohnung nichts zu suchen und muss raus.

Das beliebte »Schwarzer Peter«-Spiel zeigt sich natürlich auch bei einer Streiterei um die Beweislast. Wer ist für die Feuchtigkeit, die der Schimmel zum Wachsen braucht, verantwortlich?. Der Vermieter muss beweisen, dass sein Haus nicht die Ursache für den Schimmelbefall darstellt. Die Bausubstanz muss frei von Mängeln sein und er muss seiner Sorgfaltspflicht für das gesamte Gebäude nachgekommen sein. Dies kann er mit einem Sachverständigengutachten schwarz auf weiß belegen. Aber was ist ein mangelfreies Gebäude? Besonders die Tatsache, dass die meisten Bestandsgebäude nicht den Anforderungen der Energieeinsparverordnung entsprechen, lässt schon die Frage zu, ob ein altes Haus nicht generell als mangelhaft zu bezeichnen ist? Was, wenn beide Seiten nicht sattelfest sind? Stellen Sie sich vor: Ein geliebtes Häuschen ist in die Jahre gekommen, natürlich hat sich die eine oder andere Schwäche eingeschlichen. Kann dies mit einem optimalen Wohnverhalten ausgeglichen werden? Wenn auch der Nutzer »schwächelt«, können die kleinen Fehler des Gebäudes zu einem großen Problem werden. In einer solchen Pattsituation fängt das »Schwarzer Peter«-Spiel erst richtig an.

Die gute Nachricht: Sie müssen ja nicht streiten. Wenn beide Seiten versuchen, ihr Bestes zu geben, dann gibt es auch einen Ausweg aus dem Schimmeldilemma.

Wenn der Traum vom Neubau zum Albtraum wird

Der Feind ist winzig, aber durchsetzungsfähig. Dass in älteren Häusern und feuchten Kellern eine Gefahr für Schimmel besteht, sollte sich mittlerweile herumgesprochen haben. Inzwischen gibt esnatürlich sogar in Neubauten eine potenzielle Schimmelgefahr. Der Traum vom eigenen Haus wird schnell zum Albtraum. Schätzungsweise ist jeder zweite Neubau davon betroffen[6]. Allein durch Beton, Mörtel, Putz und Estrich werden in einem Einfamilienhaus zwischen 10.000 und 20.000 Liter Wasser eingebracht. Die beim Bauen benötigten Wassermengen können selbstverständlich nicht im Objekt verbleiben . Aber wie bringt man sie wieder nach außen? Das gilt besonders in den kalten Wintertagen. Während früher die Baustelle im Winter ruhte, wird heute ganzjährig gebaut. Die Bauherren drängen beim Architekten auf schnelle Fertigstellung, Generalunternehmer und Schlüsselfertighaus-Anbieter müssen straffe Zeitpläne einhalten. Dies alles erfolgt ohne Berücksichtigung des Wetters.

Die Feuchtigkeit des Rohbaus wird durch den Putz und die Estricharbeiten zusätzlich erhöht und dann? Die Bauphysik schlägt mit aller Härte zu! Wenn die hohe Feuchtelast nicht entsprechend abgeführt wird, führt sie zwangsläufig zu Schimmelpilzbildung. Besonders der Dachbereich ist sensibel. Die Feuchtigkeit zieht vergleichbar mit einer Kaminwirkung durch die nicht verschlossene Bodenluke in den Dachstuhl. Zu beachten ist dabei die Temperatur auf der Bauteiloberfläche.

Je kühler die Fläche, desto größer ist die Chance für Schimmelbefall.

Es ist eine Tatsache, dass vorhandene Luftfeuchtigkeit auf kalten Bauteilflächen kondensiert und es somit zur Schimmelpilzbildung kommen kann. Ein ungedämmter Dachstuhl wird im Winter dann unweigerlich zur Tropfsteinhöhle. Schlimmer ist es, wenn eine vorhandene Dämmung noch nicht dampfdicht ausgebildet ist oder wenn sich während dieser Dämmarbeiten eine große Menge an Feuchtigkeit hinter der Dampfbremse angesammelt hat. Unter diesen Bedingungen säuft die Dämmung im wahrsten Sinne des Wortes ab. Ein Schaden, der bei den meisten Bauherren unerkannt bleibt oder nur durch Zufall entdeckt wird. Dass es in einer solchen Situation zu Schimmelpilzbildung kommen kann, ist dabei nur das kleinere Problem. Schädliche Pilze können die Tragfähigkeit der Holzkonstruktion auf massive Weise verändern und die Zukunft Ihres Zuhauses massiv stören.. Das Problem könnte einfach abgestellt werden, indem die Öffnung zum Dachboden verschlossen wird. Wenn die Dachluke noch nicht montiert ist, würde auch eine provisorische luftdichte Folie diesen Zweck erfüllen.

Viel wichtiger ist es jedoch, die Baustelle ausreichend zu beheizen und zu belüften. Dies ist eine zwingende Voraussetzung für die schimmelfreie Herstellung eines Gebäudes in der Winterzeit. Verantwortlich ist dafür die Baufirma. Leider versuchen die Bauunternehmen immer mehr, sich aus dieser Verantwortung herauszuwinden. So werden Bauverträge ausgehandelt, die beinhalten, dass der Bauherr für die Trocknung der Baustelle verantwortlich ist. Dies ist der Versuch eines Haftungsausschlusses und dient dazu, Mängelansprüche abzulehnen. Ich kann an dieser Stelle nur empfehlen, solche Verträge auf ihre Gültigkeit prüfen zu lassen. Denn ehrlich, der Bauherr hat keinerlei Ahnung, was eine ausreichende und angemessene Belüftung für seinen Neubau ist. Außerdem müsste er immer darüber informiert werden, welche Arbeiten gerade ausgeführt werden und wie viel Feuchtigkeit dabei freigesetzt wird, damit er sein Lüftungsverhalten darauf abstimmen kann. Sorry, aber das ist Unsinn. Dafür gibt es Bauleiter und Architekten, die mit baubegleitenden Maßnahmen genau für solche Dinge beauftragt wurden. Nicht, dass jetzt der Architekt die Fenster regelmäßig öffnen muss. Nein, er sollte dafür sorgen, dass eine ausreichende Belüftung für das neue Traumhaus auch während der Bauzeit gewährleistet ist.

Leider besteht das Schimmelproblem nicht nur im Dachstuhl des Gebäudes. Bei ungeeigneten Klimabedingungen schimmelt es an fast allen Stellen. Neue Kunststofffenster sind teilweise vollflächig befallen. Gipsputze schimmeln gerne im Bereich des Estrichranddämmstreifens, weil sich dort die Feuchtigkeit hält, und wenn es ganz blöd gelaufen ist, dann steckt der Schimmel bereits unter dem Estrich. Betonflächen sind trotz ihrer Alkalität besiedelt und Holz sowie Papier sind ebenfalls schnell verschimmelt.

Ein besonderer Fehler passiert, wenn im Zuge der Bauarbeiten erst die Wärmedämmung und dann die Putz- und Estricharbeiten ausgeführt werden. Das Gebäude wird erst außen abgedichtet und anschließend wird innen Wasser in Form von Putz und Estrich eingefüllt. In dieser Reihenfolge muss eine technische Trocknung im Inneren des neu errichteten Gebäudes durchgeführt werden. Der Dampfdruck, der dabei entsteht, beschädigt unter Umständen auch die ausgeführte Dämmung auf der Außenseite und sorgt für viel Ärger.

Wenn Schimmel in einer Mietwohnung klar als Mangel definiert wird, so ist das bei einem Neubau auch der Fall. Tatsache ist daher, dass ein Bauunternehmer ein mangelfreies Haus als geschuldete Werkleistung zu erbringen hat. Ein Neubau mit Schimmelbildung aufgrund einer zu hohen Feuchtelast ist ein Mangel und muss vom Bauherrn nicht akzeptiert werden. Es entsteht gleichzeitig also auch ein juristisches Problem.

Das mangelfreie Werk ist das Ziel und so entspricht es der geschuldeten Werkleistung. Wenn sich der Schimmel während der Bauphase eingeschlichen hat, dann ist entscheidend, an welcher Stelle und auf welchem Untergrund. Alles, was Poren hat, in die der Schimmel eindringen konnte, sollte zurückgebaut werden. Holzbalken können abgehobelt oder mit Trockeneis behandelt werden. Natürlich sind bei allen Sanierungsarbeiten die erforderlichen Sicherheitsbestimmungen einzuhalten. Das Ziel ist, den entstandenen Schimmel inklusive Mycel zu entfernen. Dies gilt vor allen Dingen für Räume der Nutzungsklasse I + II des Schimmelpilzleitfadens des Umweltbundesamtes. 2017 wurden diese Nutzungsklassen eingeführt. Sie dienen der Unterteilung der Räume nach ihrer Nutzung. Die Nutzungsklasse I entfällt auf Räume für Patienten mit einer Immunsuppression, also mit einem geschwächten Immunsystem (z. B. in einem Krankenhaus). Die Nutzungsklasse II betrifft alle Räume, in denen wir uns aufhalten, vom Wohnraum über das Büro bis hin zur Schule oder Kindergärten inklusive aller direkt angeschlossenen Nebenräume. Demnach unterliegt ein Wohnraum einer höheren Anforderung als ein Abstellraum im Keller. Die Nutzungsklassen zielen darauf ab, dass bei einer höheren bzw. dauerhaften Nutzung eines Raumes im Falle eines Schimmelwachstums ein höheres gesundheitliches Risiko für den Benutzer besteht. Dieses Risiko vermindert sich, wenn ich mich gar nicht oder nur sehr kurzzeitig in einem mit Schimmel befallenen Raum aufhalte. Ein nicht ausgebauter Dachboden oder ein Kellerraum ohne direkten Zugang zur Wohnung stellt damit im Sinne der Nutzungsklasse eine reduzierte Anforderung der Stufe III dar. Gemäß diesen Einteilungen dürfen hinter der Nutzungsklasse IV im Bereich einer luftdicht abgeschlossenen Abschottung Schimmelsporen und Mycel verbleiben, wenn die Bauteile trocken sind und trocken bleiben. Ein solcher mit Sporen belasteter Bereich müsste jetzt für die Zukunft gekennzeichnet werden, stellt aber erst einmal für die Bewohner keine Gefahr dar. Keine Gefahr, aber ein Mangel bleibt trotzdem.

Zugegeben, das klingt alles sehr verwirrend. Schimmel ist als Mangel zu bezeichnen. Ob es tatsächlich ein Mangel ist, muss letztendlich vor Gericht geklärt werden. Damit es aber gar nicht zu Rechtsstreitigkeiten kommt, empfiehlt es sich, während der Bauphase neben dem Architekten und dem Projektleiter noch einen unabhängigen Sachverständigen einzusetzen.

Knusper, Knusper, Knäuschen, was bröckelt an meinem Häuschen?

Der Zahn der Zeit nagt gnadenlos an bestehenden Immobilien. Im Gegensatz zu einem Wein, der durch Lagerung an Geschmack und Reife gewinnt, bröckelt das Traumhaus langsam, aber konstant vor sich hin. Selbst der kleinste Schaden kann dann zu großen Problemen mit Schimmelbefall führen. Des Weiteren ist es Fakt, dass nichts ewig hält und dass im Laufe der Zeit etwas kaputtgehen kann. Das ist ärgerlich, aber unvermeidlich. Es kommt daher immer wieder vor, dass es zu einem Schimmelbefall kommt, weil irgendetwas kaputtgegangen ist. In den meisten Fällen wird so ein Defekt zu einem Wasserschaden. Durch eine undichte Rohrleitung oder durch ein undichtes Dach dringt Wasser in das Bauteil ein und durchfeuchtet es. Dabei werden Mineralien und Salze aus den Baustoffen gelöst und mit dem Wasser an die Oberfläche transportiert. Hier kann das Wasser in die Raumluft verdunsten, während sich die Mineralien und Salze an der Oberfläche ablagern. Es entsteht ein typischer ockerfarbener Wasserrand. Die Farben und Putze blähen sich gleichzeitig auf und werden vom Untergrund aufgrund des Dampfdruckes abgesprengt. Der dabei entstehende Schimmelbefall ist lediglich eine natürliche, aber dennoch ärgerliche Begleiterscheinung. Wer einen solchen Wasserschaden in seinem Haus oder seiner Wohnung hat, muss schnell handeln. Als Erstes gilt es, den Wassereintritt in das Bauteil zu lokalisieren und abzustellen, damit sich die Feuchtigkeit nicht weiter ausbreiten kann. Im Anschluss können Wasserschaden und Schimmelschaden beseitigt, getrocknet und saniert werden. Klingt einfach, ist es aber nicht immer.

Als Sachverständiger wurde ich zu einem Schimmelproblem in eine Wohnung eines Mehrfamilienwohnhauses gerufen. Betroffen waren die Innen- und die Außenwand in einem Zimmer. Der Schimmelschaden war nicht groß, aber die betroffenen Wände waren sehr nass. Das Gebäude hatte eine Wärmedämmung und somit konnte Kondensatfeuchtigkeit als mögliches Schadensbild ausgeschlossen werden (warum und wie es zu Feuchtigkeit aufgrund von Kondensatbildung kommen kann, wird in »Warum wir die Bauphysik nicht austricksen können« aufgeklärt). In der Dachgeschosswohnung darüber befand sich ein Badezimmer und der Verdacht lag nahe, dass hier die Feuchtigkeit seinen Ursprung hatte. Dem war aber nicht so. Keine undichte Rohrleitung, keine undichte Silikonfuge oder Ähnliches war im Bad oberhalb zu finden.

Wer sucht, der findet, und wer nichts findet, der muss weitersuchen. Letztendlich muss der Sachverhalt klar nachvollziehbar sein, um fachgerecht saniert und beseitigt werden zu können. Also wurde die Suche entsprechend erweitert. Durch ein Arbeitsgerüst konnte der Dachbereich eingesehen werden. Auch hier: keine Auffälligkeiten und kein ersichtlicher Schaden. Doch irgendwo muss doch Wasser in das Gebäude eindringen. Undichte Rohrleitungen waren zu diesem Zeitpunkt ebenfalls ausgeschlossen. Zum einen wurden die vorhandenen Rohre einer Druckprüfung unterzogen und zum anderen sind gar keine Rohre in diesem Bereich verlegt. Ein Wasser- und Schimmelschaden, der mit der unbefleckten Empfängnis der Heiligen Jungfrau zu vergleichen ist. Ein Ergebnis, mit dem ich alles andere als zufrieden war. Da der Schaden in den kühleren Wintermonaten entstanden war, wollte ich Feuchtigkeit aufgrund von Kondensat nicht ausschließen, auch nicht, wenn eine Innenwand betroffen ist. Der einzige Bereich, der noch nicht genauer betrachtet worden war, war der abgestellte Bereich des Dachtrempels. Also wurde der ungenutzte Bereich zwischen den Dachziegeln und der Bodenplatte geöffnet. Ein Moment, der mit einer archäologischen Ausgrabung zu vergleichen war, verbunden mit der Hoffnung auf die große und spektakuläre Entdeckung. Der Blick ins Innere zeigte nichts. Ungläubig saß ich in dem kleinen abgestellten Bereich und zweifelte an meinem Sachverstand. Die Oberfläche der Betondecke war staubtrocken. Einzig und allein ein Entlüftungsrohr des Abflusses zur Dachentlüftung war parallel zur Betondecke einbetoniert. Im Vergleich zu einem Ertrinkenden war das der letzte Strohhalm, an den ich mich klammern konnte. Mit Hammer und Meißel stemmte ich den Bereich um das Kunststoffrohr auf und mit jedem Schlag, mit jedem Brocken, den ich entfernte, wurde mein Grinsen immer breiter. Je tiefer ich stemmte, desto feuchter wurde es. Nachdem ich das Kunststoffrohr, das lediglich zur Entlüftung auf die Dachfläche geführt ist, freigelegt hatte, war das Rätsel gelöst. Im Bereich der Betondecke wurden die Kunststoffrohre ohne den erforderlichen Dichtungsring verlegt. Die warme, mit Feuchtigkeit angereicherte Luft, die über die Dachstutzen entweichen kann, kondensierte an der kalten Außenwand des Rohres und jetzt lief flüssiges Wasser zurück. Der fehlende Dichtgummi war der Schwachpunkt und so konnte die Feuchtigkeit in das Bauteil eindringen. Ein Schaden, der sich erst nach Jahren der Erstellung des Gebäudes abgezeichnet hat. Ein klitzekleiner fehlender Dichtgummi für wenige Cent hat diesen Schaden und vor allen Dingen eine riesige Suchaktion ausgelöst. Jetzt stellt sich die Frage, ob sich der Aufwand gelohnt hat. Ich denke schon, denn der Schimmelschaden ist genau an dieser Stelle nicht zum ersten Mal aufgetreten. Das Wasser schädigte die Bausubstanz und der Schimmelbefall belastete die Gesundheit. Der Streit mit den Mietern und die ständigen Renovierungsarbeiten, immer an der gleichen Stelle, belasteten das Nervenkostüm. Ja, es hat sich auf jeden Fall gelohnt, dass die Ursache gefunden und abgestellt wurde.

Wie gesagt, ein Wasserschaden muss lokalisiert und abgestellt werden. Ist es ein Leitungswasserschaden, liegt das Glück im Unglück darin, dass sich frisches Wasser im Bauteil ausbreitet. Kommt der Schaden aus einem Abflussrohr, das in einen Kanal mündet, entstehen weitere Probleme. Denn in diesen Rohren ist das Wasser alles andere als frisch. Wenn wir unser »Tagesgeschäft« auf der Toilette verrichtet haben, spülen wir unsere Ausscheidungen durch die Abflussrohre in das städtische Kanalsystem und von dort in eine Kläranlage. Vor allen Dingen im Kot befinden sich reichlich Darmbakterien, die sich in unserer Außenluft nicht befinden. Bei einem Wasserschaden aufgrund eines defekten Kanals werden genau diese Bakterien mit in die Bauteile gespült. Das Ganze ist genauso unappetitlich, wie man es sich vorstellt. Blöd ist nur, ich sehe die Bakterien und vielleicht auch den bereits entstandenen Schimmel nicht mit bloßem Auge, da wir ja von einem mikrobiologischen Befall sprechen. Selbst wenn sich der Schimmel millionenfach formiert hat, um sich der Öffentlichkeit zu zeigen, bleiben die Bakterien klein und versteckt im Hintergrund. Es ist daher zu empfehlen, im Falle eines Abwasserschadens mittels Materialproben Schimmel- und auch Bakterienbefall untersuchen zu lassen. Nicht selten müssen aufgrund hygienischer Grundbedingungen Bauteile entfernt und zurückgebaut werden, weil die mit Bakterien belastete Feuchtigkeit schon zu lange auf die Gebäudeteile eingewirkt hat.

Gerade in Bezug auf Wasserschäden wiegen sich einige Hausbesitzer in großer Sicherheit, denn für solche Schäden gibt es ja eine Versicherung. Wenn ein Schaden entsteht, melde ich das meiner Versicherung. Diese trifft alle notwendigen Maßnahmen und beseitigt den ganzen Schlamassel wieder. Zugegeben, der Ärger und der Aufwand bleiben, aber dafür bekomme ich den Schaden beseitigt. Diese Art von Denkweise ist richtig und doch falsch. Denn irgendwie haben die Versicherungen häufig eine andere Art von Denkweise. Das beginnt mit der Tatsache, dass Versicherungen lieber Geld für ihre Versicherungspolice einnehmen, als für einen Schaden zu bezahlen. Je nach Schadensgröße und Umfang muss auch ein Regulierer der Versicherung die Renovierung freigeben, damit die Versicherung nicht zu viel bezahlen muss. Es gibt tatsächlich viele Wasserschäden, die über den Geldbeutel der Versicherung saniert werden. In der Regel werden dabei keinerlei Materialproben zur Untersuchung eines Schimmelbefalls in Auftrag gegeben. Es wird immer nur die Beseitigung des Wasserschadens beauftragt, jedoch keine Schimmelsanierung. Okay, wenn der Schimmel sich bereits an der Oberfläche bemerkbar gemacht hat, dann wird der auch entsprechend behandelt, aber ich erlebe es immer wieder, dass der Schimmelbefall, der sich vor allem versteckt im Untergrund befindet, vernachlässigt wird. Auch hierzu eine kleine Geschichte aus meinem Alltag als Sachverständiger.

Ich werde gerufen, nachdem die Versicherung einen Wasserschaden im Dachgeschosszimmer saniert hat. Auf den ersten Blick ist alles wunderschön. Was soll ich hier beurteilen? Der Wasserschaden ist weg und die Versicherung hat alle Schäden beseitigt. Die Besitzer des kleinen Einfamilienhäuschens erzählen mir ihr Leid. Das haben sie sich so nicht vorgestellt. Ein Neubau und bereits nach vier Jahren ein Wasserschaden. Der Grund waren drei Dachziegel, die bei der Montage der Photovoltaikanlage nach oben geschoben wurden und danach einfach in Vergessenheit geraten sind. Die Firma, die damals die Anlage montierte, hat einen Fehler gemacht. Der Schaden wurde entsprechend von der Versicherung aufgenommen und beseitigt. Die sichtbaren gelblichen Verfärbungen des Wasserrands der Gipskartonplatten wurden ausgetauscht und die darunter befindliche Mineralwolldämmung ebenfalls. Klingt doch erst einmal gut, oder? Jetzt habe ich eine lange Geschichte gehört und weiß immer noch nicht, warum ich gerufen wurde. Das klärt sich langsam auf, denn beim Anschalten des Lichts stört es die Eigentümer, dass sich eine große Zahl an Silberfischen, die sehr lichtscheu sind, in die Ritzen der Sockelleisten verzieht. Jetzt zeigt sich plötzlich auch wieder der Wasserschaden an der Decke unter dem betroffenen Raum, der ja eigentlich schon beseitigt wurde. Silberfische mögen es feucht-warm und warum soll ein beseitigter Wasserschaden denn wiederkommen, wenn die Ursache abgestellt ist? Dann ist da noch die Sache mit dem komischen Geruch. Irgendetwas ist in dem betroffenen Raum zu riechen: Schimmel!

Die Versicherung hat verlauten lassen, dass sie aus der Nummer raus ist, denn sie hätte ja alles saniert. Wenn da noch Schimmel wäre, dann müsste die Familie das erst einmal nachweisen. Jetzt ist mein Auftrag klar. Ich weiß nicht, ob das jemand nachvollziehen kann, aber wenn ich diese Geschichte höre, klingeln bei mir alle, aber wirklich alle Alarmglocken. Aufgrund eines menschlichen Versagens gelangt jetzt Feuchtigkeit in ein Bauwerk. Jedes Mal, wenn es regnet, dringt aufgrund der geöffneten Dachziegel Wasser ein – klare Ursache, große Wirkung. Mir stellt sich sofort die Frage: Wie viel Wasser ist denn jetzt im Zeitraum von vier Jahren eingedrungen? Wo ist es hingelaufen? Wie kommt es wieder raus? Sind die verfärbten Gipskartonplatten und etwas nasse Mineralwolldämmung das Einzige, das beschädigt wurde?

Leider habe ich keinen Röntgenblick wie Superman und kann daher nicht in die Baukonstruktion schauen. Meine Lösung heißt Bauteilöffnung. Natürlich wähle ich eine Stelle, die nicht bereits geöffnet und saniert wurde. Ich versuche im Vorfeld nachzuvollziehen, wie sich das Wasser in der Baukonstruktion der Dachschräge ausgebreitet hat und wie der Weg zur Deckenfläche des darunterliegenden Zimmers verlaufen könnte. Dann wird geöffnet und siehe da, nach einer erfolgreichen Sanierung sind noch vorhandene Feuchtigkeit und Schimmelsporen das kleinste Problem. In den Bereichen, in denen die Sparren auf der Fußpfette lagern, ist das Holz der Dachkonstruktion aufgrund der lange bestehenden Feuchtigkeit von holzzerstörenden Pilzen befallen. Der Dachstuhl ist in diesem Bereich als Totalschaden zu bezeichnen und die befallenen Hölzer der Dachkonstruktion müssen ausgetauscht werden. Alarmierend finde ich, dass in dieser Geschichte keinerlei Trocknung der Baukonstruktion erfolgt ist und dass vor allen Dingen niemand nachgesehen hat, wie weit sich die Feuchtigkeit im Zeitraum von vier Jahren ausgebreitet hat. Ich möchte der Versicherung jetzt keinen Vorsatz unterstellen, fest steht jedoch, dass der Schadensregulierer seinen Job nicht richtig gemacht hat oder einfach keine Ahnung hatte.

Vertrauen ist gut, Kontrolle ist besser.

Dass sich Wasser aufgrund von undichten Rohrleitungen oder Dächern in ein Bauteil ausbreitet, kann sich sicherlich jeder vorstellen. Es gibt aber leider noch zig andere Möglichkeiten, die dafür in Frage kommen. Die Zeit spielt dabei eine wesentliche Rolle.

Stellen wir uns einmal einen dicken, trockenen Autoschwamm vor. Wenn in diesen Schwamm jetzt ein Tropfen Wasser eindringt, dann kann sich jeder vorstellen, dass der Schwamm nicht wirklich nass ist. Ein zweiter und dritter Tropfen ändert auch nicht viel daran. Wenn jedoch jede Stunde ein Tropfen auf den Schwamm fällt, ist es nur eine Frage der Zeit, bis der Schwamm vollständig gesättigt ist. Wenn der Schwamm kein Wasser mehr in sich aufnehmen kann, fließt das Wasser durch ihn hindurch. Wenn wir uns weiter vorstellen, dass der Schwamm unser Mauerwerk ist und der Tropfen Wasser das feuchte Erdreich darstellt, dann können wir uns leicht ausmalen, wie lange es dauert, bis die Feuchtigkeit aus der Erde das Mauerwerk durchtränkt hat. Voraussetzung hierfür ist eine mangelhafte oder gar nicht vorhandene Abdichtung des Mauerwerks zum Erdreich. Dabei muss das Mauerwerk gar nicht so nass wie der Schwamm sein, es reicht, wenn es feucht wird. Welche Auswirkung ein feuchtes Mauerwerk im Winter hat, lässt sich durch ein Selbstexperiment nachvollziehen. Dazu bitte im Winter, wenn es kalt ist, splitternackt nur mit einem Wollpullover bekleidet, ins Freie stellen und einmal schauen, wie lange man das aushält. Danach gut aufwärmen und den Test wiederholen. Nur jetzt bitte den Pullover nass machen. Ich denke, allein die Vorstellung, mit einem nassen Pullover im Freien zu stehen, lässt nachvollziehen, wie schlecht die wärmedämmende Eigenschaft von nassen Materialien ist. Feuchtigkeit ist ein schlechter Wärmeschutz und daher verliert das Mauerwerk seine Fähigkeit, Wärme zu speichern, wenn es im Laufe der Zeit durchfeuchtet wird. Die eindringende Kälte sorgt für kühlere Bauteiloberflächen und in Verbindung mit der vorhandenen Feuchtelast der Luft entstehen

Kondensat und Schimmel. Dies ist ein schleichender Schaden, der nicht einfach nachzuvollziehen ist. Denn oft ist die Feuchtigkeit so gering, dass keine Wasserränder oder Feuchtigkeitsflecken zu erkennen sind. Es reicht aber, um den Wärmeschutz des Gebäudes zu beeinflussen.

Als Nutzer einer Immobilie, also aus Sichtweise des Mieters, hat man nicht zu dem Schaden beigetragen. Der Schaden ist irgendwie ohne großes Zutun entstanden. Die Auswirkungen belasten jedoch die Bewohner. Feuchtigkeit und Schimmel breiten sich langsam, aber sicher aus. Je mehr Feuchtigkeit in das Bauwerk eindringt, desto größer und wahrscheinlicher ist die Chance für einen Schimmelbefall. Für die Beseitigung ist der Eigentümer des Hauses verantwortlich. Er hat diesen Schaden zwar auch nicht verursacht, er ist aber für das Gebäude und dessen Instandhaltung verantwortlich. Zusätzlich ist er durch den Mietvertrag verpflichtet, das Gebäude in Schuss zu halten, was so viel bedeutet wie: Wenn etwas kaputtgeht, muss er es reparieren lassen. Wie gesagt, es ist völlig egal, ob eine Rohrleitung, ein Dach, eine Abdichtung oder Ähnliches defekt sind: Wenn es zu einem Schaden führt, muss es zwangsläufig durch den Eigentümer beseitigt werden. Bitte denken Sie auch daran, dass nicht jeder Schaden sofort klar und mit dem bloßen Auge erkennbar ist. Das macht die Sache etwas komplizierter. Ein Sachverständiger oder Fachkundiger nimmt die Hilfe von Messgeräten in Anspruch, die er richtig bedienen kann. Denn nur weil Jogi Löw ein Feuchtigkeitsmessgerät in den Händen hält, ist er noch kein Experte in diesem Bereich.

Nicht vergessen möchte ich die Schimmelschäden, die durch eine Havarie oder Überschwemmung entstanden sind. Plötzlicher Starkregen und Überflutungen sind natürlich ebenfalls Möglichkeiten, Feuchtigkeit in unsere Gebäude zu bringen. Sie treten zwar nur kurzfristig auf, bleiben aber, wenn sie nicht richtig getrocknet werden, für eine sehr lange Zeit im Gebäude.

Wenn schon, dann aber richtig

Egal auf welche Art und Weise der Schimmel den Weg in unsere Wohnräume gefunden hat, wichtig ist, dass er nach einer Sanierung entfernt wurde. Damit möchte ich gleich mit einem der größten Schimmelbeseitigungsirrtümer anfangen. Das Überstreichen eines Schimmelbefalls, egal womit auch immer, ist keine Schimmelsanierung. Eine biozide Behandlung eines Schimmelbefalls mit Chemikalien ist nicht notwendig und eigentlich auch ungeeignet. Das Ziel der Sanierung besteht darin, den Schimmelbefall zu beseitigen, und nicht darin, ihn abzutöten oder zu überstreichen. Wenn der Schimmelbefall lediglich mit einem Biozid behandelt wird, sind zwar die keimfähigen Sporen abgetötet, das Mycel und die Hyphen verbleiben jedoch zusammen mit den toten Sporen am Objekt. Auch das abgestorbene Material des Schimmelbefalls kann noch immer Grundlage für eine allergene Wirkung sein und somit ist der Schimmelbefall immer noch ein Risiko für die Gesundheit. Doch nicht nur der mikrobielle Befall stellt uns vor Herausforderungen, auch die Feuchtigkeit muss genau betrachtet werden. Bei Wasserschäden werden in den meisten Fällen technische Trocknungsmaßnahmen angewendet, damit die Feuchtigkeit schnell aus dem durchfeuchteten Bauteil entweicht. Wird die Trocknung zu früh abgebrochen oder nicht richtig durchgeführt, kann die verbleibende Restfeuchtigkeit direkt wieder zum selben Problem führen.

Grundsätzlich ist zu empfehlen, dass bei einer Beauftragung einer Fachfirma konkrete Sanierungsschritte und -ziele im Vorfeld schriftlich festgehalten werden. Zudem ist jeder Unternehmer bei einer Schimmelsanierung dazu verpflichtet, eine Gefährdungsbeurteilung in Bezug auf die Sanierung zu erstellen. Lassen Sie sich diese zeigen oder bitten Sie um eine Kopie.

Bevor wir uns dem Thema Schimmelsanierung nähern,

sollten wir erst einmal schauen, wie sich der Schimmel in unseren Alltag einschleicht und unter welchen Bedingungen er zu prächtiger Größe gedeiht.

Die geheime Botschaft der Gebrüder Grimm

Wir alle kennen die berühmten Märchen der Gebrüder Grimm oder? Ich erzähle Ihnen nun eines, bestimmt kennen Sie es. Es war einmal eine Witwe mit zwei Töchtern. Die eine war schön und fleißig, die andere war aus heutiger Sicht suboptimal mit den Attributen ihrer Schwester ausgestattet. Es ist kaum vorstellbar, aber in Märchen eine gute und gängige Praxis: Das hübsche und fleißige Mädchen bekam nicht die Liebe und Aufmerksamkeit der Mutter. Der Grund dafür ist schnell erklärt. Es war eine Patchwork-Familie und das gute Kind war nicht das leibliche Kind der Mutter. Um noch ein weiteres Klischee zu bedienen: Die Stiefmutter war sogar noch richtig böse. Aufgrund der Boshaftigkeit der Stiefmutter musste das gute Kind alle Arbeit im Haus verrichten, während ihre faule und hässliche Halbschwester dem Nichtstun frönte.

Über ein Missgeschick an einem Brunnen gelangt das hübsche Mädchen an einen anderen Ort, einen wunderschönen Ort mit Tausenden Blumen. Hier lernt das fleißige Mädchen backen und wie man sich in einem Nutzgarten nützlich macht. Bei einer netten älteren Dame erfährt sie alles über den richtigen Umgang im Haushalt. Jeden Tag wird das Fenster weit geöffnet und das Bettzeug kräftig ausgeschüttelt. Für ihr vorbildliches Verhalten bekommt die junge Dame viel Lob und eine recht üppige Belohnung. Als sie wieder zu Hause ist, erzählt sie von ihren Erlebnissen und Erfahrungen.

Die Stiefmutter und die faule Schwester platzen fast vor Neid und sind sehr schnell der Meinung, dass das fleißige

Mädchen die Anerkennung und Belohnung nicht allein erhalten soll. Darum schickt die Stiefmutter nun ihr eigenes Kind auf diese Reise.

Der Haken oder das Problem bei diesem Unterfangen ist die Einstellung der zweiten Probandin. Ausgeprägte Faulheit ist etwas, was uns im Leben immer behindern wird. So kommt es, dass das Brot verbrennt und das Obst im Garten verdirbt. In der »Hauswirtschaftsschule Frau Holle« ist die bevorstehende Belohnung auch nur eine kurze Motivation. Die täglich anstehende Arbeit wird immer weniger ernsthaft ausgeführt und irgendwann eingestellt.

Und die Moral von der Geschichte? Wenn man das Fenster nicht öffnet, wird es schwarz.

Kann es sein, dass die Gebrüder Grimm ihre Bedenken zum Besten gegeben haben und dass es nur noch keiner gemerkt hat? Eine Geschichte über das Öffnen von Fenstern und das Ausschütteln von Bettzeug muss doch einen Grund haben. Erst recht, wenn es danach eklig schwarz wird. Das wussten bestimmt auch schon die Gebrüder Grimm und haben es in ihrer Geschichte nur etwas anders verpackt. Vielleicht ist ja hier der Grund dafür versteckt, dass jeder Vermieter bei einem Schimmelbefall in einer Mietwohnung sofort die Lösung zur Hand hat: Es muss mehr gelüftet werden. »Die machen den ganzen Tag kein Fenster auf!« Ein Satz, den ich schon unzählige Male gehört habe.

Frau Holle lässt grüßen. Ob und wie viel Wahrheit in dieser Geschichte steckt, werden wir später klären.

Da steckt Dampf in der Bude

Der Übergang von Frau Holle zu meiner Oma fällt mir persönlich sehr leicht. Beide haben dieses silbergraue Haar und dieses gütige Lächeln im Gesicht. Dies sei aber nur am Rande erwähnt.

Als ich das erste Mal bei meiner Oma und meinem Opa zu Besuch war, erlebte ich eine Zeitreise, und das im Alter von etwa sechs Jahren. Dazu muss ich noch erwähnen, dass meine Oma und mein Opa in der DDR wohnten und ich da nicht so einfach hinreisen konnte. Noch dazu wohnten sie im Zonensperrgebiet nahe der Grenze und da konnte sowieso keiner hin.

Erst als dieses Sperrgebiet innerhalb der DDR zurückgezogen wurde, war der Weg frei und ich konnte meine Großeltern besuchen. Urlaub auf dem Bauernhof, so würde man das heute bezeichnen. Es war ein kleiner Bauernhof, ein ganz kleiner. Zwei Kühe, drei Schweine, ein paar Hasen und ein paar Hühner flitzten da herum. Wenn ich den Bauernhof von der Straße aus betrachtete, dann war auf der rechten Seite die große Scheune und auf der linken Seite ein kleines, aus Ziegelsteinen gemauertes Haus. Zwischen Haus und Scheune war der Misthaufen und direkt neben dem Misthaufen war das Toilettenhäuschen mit Plumpsklo. Die Bemerkung meiner Oma, dass extra für uns, den Besuch, Toilettenpapier gekauft wurde, habe ich erst gar nicht verstanden und konnte mir auch keinen Reim darauf machen. Bei meinem ersten Toilettenbesuch habe ich dort an einem Nagel aufgehängte Zeitungspapierstreifen gefunden. Es hat eine Weile gedauert, bis ich dahintergekommen bin, zu welchem Zweck sie dort aufgehängt wurden. Ein Plumpsklo mit Zeitungspapierstreifen, um sich den ...; mir hat sich eine vollkommen neue Welt offenbart und ich überlege, ob das Zeitunglesen auf der Toilette so seinen Ursprung fand oder ob Zeitungen generell für den Allerwertesten sind.

Das Haus hatte einen niedlichen Charakter und hier war die Zeit definitiv stehen geblieben. Der Mittelpunkt und Ort des Geschehens war die Küche. Das war auch ziemlich der einzige Raum, der geheizt wurde. In der Küche stand ein Herd, der mit Holz und Kohle beheizt wurde. Für warmes Wasser sorgte ein Zwei-Liter-Wasserboiler an der Wand. Das

Wohnzimmer wurde nur sonntags beheizt. Hier stand ebenfalls ein Ofen in der Ecke, der dann zu diesem Zweck zum Einsatz kam. Das Schlafzimmer, die Stube der Magd und das Gästezimmer blieben kalt. Im Sommer war das einzige Problem, dass der Ofen in der Küche mit der Sonne um die Wette glühte. Im Winter sah das alles ganz anders aus. An den Fensterscheiben bildeten sich auf der Innenseite wunderschöne dicke Eisblumen. Eine Blumenart, die heutzutage in unserer Gegend als ausgestorben gilt. Die Zimmer waren wirklich eiskalt und die Bettdecke wie gefroren. Der einzige Lichtblick war die Wärmflasche, die für ein vorgewärmtes Bett sorgte. Wenn ich im Bett lag, sah ich meinen Atem und ich fühlte mich wie eine Dampflok. Gewaschen wurde sich in der Küche, denn hier war der Warmwasserboiler, den ich schon erwähnt habe. Im Bad herrschte das gleiche Prinzip wie im Wohnzimmer. Benutzt wurde es nur in Ausnahmefällen bzw. am Wochenende. Das Wasser für die Badewanne wurde über einem großen Wasserkessel erwärmt, der wie der Herd in der Küche mit Holz geheizt wurde. Vorlaufzeit für warmes Wasser waren 1,5 bis 2 Stunden. Falls ich es noch nicht erwähnt habe, ich rede nicht vom 19. Jahrhundert, nein, so alt bin ich jetzt auch wieder nicht. Ich rede von 1971. Bei uns zu Hause war bereits die Zentralheizung eingezogen. Heizen war an der Tagesordnung und alle Räume waren warm. Warmes Wasser wurde ebenfalls über die Heizung produziert und war jederzeit verfügbar. Der Unterschied zwischen meinem Zuhause und der Lebensweise meiner Oma war gewaltig. Genau diese Lebensweise ist es, auf die ich heute verstärkt meine Aufmerksamkeit richte, denn ich komme immer mehr zur Erkenntnis, dass eine Vielzahl der heutigen Probleme vermeidbar ist, wenn man sich ein Beispiel an meiner Oma nimmt. An dieser Stelle sei erwähnt, dass meine Oma »schimmelfrei« wohnte. Morgens nach dem Aufstehen wurden als Erstes die Fenster geöffnet. Das Bettzeug wurde durch die weit geöffneten Fenster zum

Lüften ins Freie gehängt. Nicht selten wurden die Matratzen im Bett hochkant gestellt, damit die über Nacht entstandene Feuchtigkeit entweichen konnte. Ich bezeichne das als »Dampf ablassen«. Die in der Nacht entstandene Feuchtigkeit wird so schnell wie möglich wieder durch das geöffnete Fenster nach draußen geleitet.

Das Bild der geöffneten Fenster und das Bettzeug, das gelüftet wird, sehe ich heutzutage nur noch sehr selten. Dafür klagen immer mehr Menschen über Schimmelbefall, ganz häufig im Schlafzimmer. Dass sich jemand über Milbenbefall beklagt, hört man deutlich seltener. Schade, denn die Milben hätten es auch verdient, eine solche Beachtung zu finden wie der Schimmelbefall. Das Problem der Milbe: Sie bleibt unentdeckt, obwohl sie immer in Verbindung mit Schimmelbefall zu bringen ist. Wenn sich genügend Schimmelsporen zusammengerottet haben, werden sie früher oder später entdeckt. Manchmal wünsche ich mir, dass Milben so groß wie ein Warzenschwein werden können, damit ihre stolzen Züchter sie auch mal zur Kenntnis nehmen. Auch Milben können zu gesundheitlichen Befindlichkeitsstörungen führen, jedoch werden sie nur selten beschuldigt, wenn es jemandem schlecht geht.

Zurück zu meiner Oma und den bereits erwähnten Eisblumen. Eisblumen finden wir heute in Wohnräumen gar nicht mehr. Das liegt am Einzug der besser gedämmten Fensterrahmen mit ihren Isolierglasscheiben. Aber der Reihe nach und warum ich diesen Teil so wichtig finde. Bei den alten, einfach verglasten Fensterscheiben bildete sich in der kühleren Jahreszeit Kondensatfeuchtigkeit an der kalten Glasscheibe. Wenn es noch kälter wurde, gefror das Wasser auf der Innenseite der Fenster und es entstanden Eisblumen. Eisblumen und nasse Fensterscheiben waren normal und es wurden dafür konstruktive Lösungen gefunden. In die Fensterbänke wurden Rillen eingefräst, die das herablaufende Wasser aufnahmen. Von dort wurde es mit einem Lappen aufgewischt. Natürlich wurden auch die nassen Fensterscheiben abgewischt und der nasse Lappen zum Trocknen rausgebracht. Ich kann mich erinnern, dass meine Oma dies sogar mehrmals am Tag gemacht hat. Wenn die Scheiben wieder nass waren, wurden sie abgeputzt und getrocknet. Auch hier ein kleiner Sprung in die Gegenwart. Eisblumen gibt es nicht mehr, aber dafür massig feuchte Fensterscheiben. Die beschlagenen Scheiben finden aber kaum noch Beachtung und werden recht selten trockengewischt. Wenn jemand sich doch die Mühe macht, die Scheiben zu trocknen, dann landet der Lappen direkt unter dem Fenster auf dem Heizkörper, damit die Feuchtigkeit jetzt wieder aus dem Lappen direkt am Fenster kondensieren kann.

Die Fenster meiner Oma mit ihrer einfachen Verglasung bezeichne ich gerne als Entfeuchtungsanlage. Die vorhandene Feuchtigkeit der Raumluft wurde gezielt an eine Stelle geleitet und von dort abgeführt und meine Oma war ein fester Bestandteil dieser Anlage. So einfach es klingt, es hat funktioniert. Die an den Fenstern angefallene Feuchtigkeit wurde aufgenommen und abtransportiert. Die Fensterscheiben waren die Fläche mit der kältesten Oberflächentemperatur und wirkten wie ein Magnet für die vorhandene Feuchtigkeit in der Raumluft, die aufgrund der physikalischen Gegebenheiten an den kalten Stellen kondensierte. Mit dem Austausch der alten, einfach verglasten Fenster gegen gut dämmende Isolierglasscheiben ist die Kondensatfalle »Fensterscheibe« entfernt worden. Was nicht entfernt wurde, ist die vorhandene Luftfeuchtigkeit. Wenn es jetzt in einem solchen Raum andere kühle Oberflächen gibt, z. B. die Außenecken im Anschluss zur Wand und Decke oder hinter Schränken, die an den Außenwänden stehen, bildet sich die Kondensatfeuchtigkeit jetzt an dieser Stelle. Vom Prinzip her hat sich nichts verändert, denn die vorhandene Luftfeuchtigkeit kondensiert immer noch an den kältesten Stellen. Es wurden lediglich die kalten Stellen ausgetauscht bzw. verlagert. Erschwerend kommt heutzutage hinzu, dass nasse Fensterscheiben irgendwie ignoriert werden. Bei meiner Tätigkeit als Sachverständiger erlebe ich es immer wieder, dass ich in Wohnungen komme, in denen sich trotz Isolierglasscheiben Feuchtigkeit an den Fenstern gebildet hat. Nur wird jetzt diese Feuchtigkeit nicht mehr abgewischt und Glasscheibe und Fensterrahmen getrocknet. Die Folge davon ist Schimmelbefall an den Kunststoffrahmen der Fenster. Der Kunststoff der Fensterrahmen gehört bekanntlich nicht zu den Materialien, die Feuchtigkeit speichern oder in sich einschließen können. Trotzdem kommt es an diesen Flächen zu Schimmelbefall. Das liegt daran, dass die permanent anliegende Feuchtigkeit in Verbindung mit Hausstaub die besten Voraussetzungen für Schimmelwachstum bildet.

Auch wenn es komisch klingt: Putzen hilft! Wird die anfallende Feuchtigkeit abgetrocknet, wird mit jedem Mal Feuchtigkeit und zwangsläufig auch der vorhandene Hausstaub abgewischt. Allein mit dieser Maßnahme störe ich das Wachstum von Schimmelpilzen in diesem Bereich. Was bei meiner Oma eine bewusste Handlung war, wird heutzutage zu einem unbewussten Problem. Wobei ich mir an dieser Stelle nicht ganz sicher bin, ob meine Oma bewusst Schimmel vermeiden wollte oder ob das Trocknen der Glasscheiben und der Fensterrahmen nicht einfach zu ihrem Alltag gehörte. Festzuhalten ist an dieser Stelle, dass sich die Lebensweise geändert hat.

Das war für mich auch deutlich in der Küche zu sehen. Die Küche war das Herzstück des ganzen Hauses. Obwohl meine Oma und mein Opa nicht »berufstätig« waren, im Sinne von »ich muss morgens schnell weg«, begann ihr Tag recht früh. Gegen 6:00 Uhr in der Früh wurde der Herd angefeuert, auch im Sommer. Ein heißer Herd war damals die Grundlage für eine Tasse Kaffee, denn eine Kaffeemaschine, die morgens vor sich hin röchelte, gab es nicht. Es gab zwar auch einen Elektroherd, aber den wollte meine Oma nicht benutzen. Strom kostet schließlich Geld. Dass das Zähneputzen und Waschen ebenfalls in der Küche stattfanden, habe ich schon erwähnt. Aber wenn ich über die Küche meiner Oma spreche, habe ich das Bild mit den Zahnbürsten über dem Herd immer wieder vor Augen.

Zurück in die Gegenwart. Heutzutage läuft alles etwas anders. Wir haben völlig veränderte Lebensweisen und uns im Laufe der Zeit andere Angewohnheiten zugelegt. Fest steht, dass wir durch unsere bloße Anwesenheit in unserer Wohnung Feuchtigkeit produzieren. Mit jedem Atemzug, den wir tätigen, entsteht Feuchtigkeit. Daher ist es auch möglich, dass es zu Schimmelbildung aufgrund einer nutzerseitig eingebrachten Raumfeuchtigkeit kommen kann. Ja, es kann daran liegen, dass nicht ausreichend geheizt und gelüftet wird, aber es kann auch daran liegen, dass wir mittlerweile ganz anders wohnen und leben. Die Geschichte mit meiner Oma macht das sehr deutlich. Bleiben wir beim Aufstehen. Während meine Oma das Fenster geöffnet und die Bettwäsche über das Fensterbrett gelegt hat, finden wir dieses Bild immer weniger in unserem Alltag. Dies liegt zum einen daran, dass wir etwas bequemer sind und vielleicht auch weniger Zeit haben. Es liegt aber auch daran, dass mittlerweile bodentiefe Fenster modern sind. Ein Schlafzimmer im 1. Stock hat dann wenigstens noch ein Geländer vor dem Fenster, das sich ebenfalls zur Aufnahme des Bettzeugs eignet, aber im Erdgeschoss ist nichts. Keine Brüstung und kein Geländer. Auf den Boden legen kommt nicht in Frage und extra einen Stuhl oder Ähnliches hinstellen, ist irgendwie komisch. Wir haben uns das Lüften des Bettzeugs einfach über die Jahre abgewöhnt. Meine Oma hatte noch dreiteilige Matratzen. Das waren drei kleine Matratzen, die quer hintereinander lagen. Diese wurden ebenfalls einmal pro Woche hochkant gestellt, dass die Feuchtigkeit auch aus der Matratze entweichen konnte. Mal ehrlich, wenn schon keiner das Bettzeug zum Lüften ins Fenster legt, wer lüftet denn dann seine Matratze? In Sachen Bettzeug am Fenster lüften höre ich immer wieder den gleichen Satz. »Ich kann mein Bettzeug doch nichts ans Fenster hängen, dann sehen die anderen meine Bettwäsche.« Ja, das ist richtig. Je nachdem, in welcher Richtung sich das Schlafzimmerfenster befindet, ist es möglich, dass das Bettzeug sichtbar ist, aber wen interessiert das denn? Ich sage: niemanden. Es läuft doch da draußen keiner rum, der spioniert, wer welche Bettwäsche hat, und selbst wenn, für meine Gesundheit in Bezug auf die Milbenbildung ist mir das egal.

Der nächste Punkt, das Morgenritual, hat es ebenfalls in sich. Auch hier hat sich einiges verändert. Das muss nicht einmal das krasse Beispiel meiner Oma mit der Zahnbürste in der Küche sein. Es geht auch etwas moderner. Ich selbst bin zu einer Zeit groß geworden, in der ich den Luxus einer Zentralheizung und des sofort verfügbaren warmen Wassers aus dem Wasserhahn genießen konnte. Meine Eltern haben auch etwas von ihren Eltern gelernt oder übernommen und so war samstags bei uns Badetag. Da musste einer nach dem anderen in die Wanne. Nach der Badezeremonie saßen wir dann alle vor dem Fernseher und schauten »Bonanza« – Familienabend. Das war ein Wohnverhalten, wie es bei vielen Familien gewesen ist. Den Rest der Woche wurde ich nebelfeucht abgestaubt. Heutzutage ist ein- bis zweimal duschen am Tag pro Person als normal zu bezeichnen. Übersetzt heißt das, wir produzieren heute pro Person das 7- bis 14-Fache an Feuchtigkeit nur durch unser geändertes Wasch- oder Duschverhalten. Während in den 70er Jahren noch an jedem Heizkörper diese hässlichen Keramikgefäße angebracht waren, um die Luftfeuchtigkeit zu erhöhen, haben wir heutzutage in unseren Wohnungen häufig eine zu hohe Feuchtelast.

Zur Vollständigkeit möchte ich erwähnen, dass es noch weitere Duschszenarien gibt. Im pubertierenden Alter legen Jungs und Mädchen eventuell einen besonderen Stellenwert auf ihr eigenes Ich und so gibt es noch Duschen vor dem

Sport, damit man beim Sport nicht riecht. Duschen nach dem Sport, weil man dann riecht. Duschen vor dem Weggehen und ein einfaches und schnelles Zwischendurchduschen, damit man sich frisch fühlt.

Wir produzieren bewusst oder unbewusst eine Feuchtigkeitsmenge, mit der wir und unser Haus bzw. unsere Wohnung umgehen müssen. Dampfkocher und Dampfbügelautomat habe ich jetzt noch gar nicht aufgezählt, aber die pusten ja ebenfalls ihren Wasserdampf in die Raumluft. Dann kommt noch die, wie ich es nenne, afrikanische Lebensweise dazu – To go! Heutzutage geht alles To go. Kaffee To go – Brötchen To go – Zeitung To go im Smartphone. Wir haben nicht mehr die Zeit zum Lüften. Nein, wir nehmen sie uns nicht mehr. Wir stehen auf und duschen, um unterwegs, auf dem Weg zur Arbeit, einen Kaffee zu trinken. Was ist denn da mit dem Lüften und Fenster-Aufmachen? Wir lassen die Luftfeuchtigkeit in unserer Wohnung eingesperrt und wir sind den ganzen Tag nicht da. Ehrliche Frage, die jeder für sich selbst beantworten kann. Wenn wir dann nach Hause kommen, nach so einem langen, anstrengenden Arbeitstag, öffnen wir jetzt die Fenster? Mal so für 30 bis 45 Minuten, denn mehrmaliges Stoßlüften war ja noch nicht?

Das Ganze gipfelt darin, dass in einem Radiosender eine Umfrage gestartet wird, wer wie schnell aus dem Bett und aus dem Haus kommt. Die Frage verleitet ja quasi zu einem unbewussten falschen Handeln. Wenn sich dann viele Zuhörer melden und sich damit brüsten, dass sie in weniger als drei Minuten geduscht und angezogen sind und die Tür von außen geschlossen haben, frage ich mich natürlich, was die Feuchtigkeit jetzt den ganzen Tag allein in dieser Wohnung macht. Weiters kann ich mir vorstellen, wenn es zu einem Schimmelbefall kommt, wie mit ausgestrecktem Zeigefinger auf den Hausbesitzer gezeigt wird, denn es ist ja schließlich sein Haus, das vor sich hin schimmelt.

Ich möchte noch einmal kurz beim Duschen bleiben.

Abgesehen davon, dass Dermatologen sagen, dass zu viel duschen gar nicht gesund ist, stellt sich mir die Frage nach der Schuld. Wenn ich heute in einem Haus, das in den 70ern gebaut wurde, täglich ein- bis zweimal dusche, bin ich dann schuld? Klar ist, ich dusche, also produziere ich auch Feuchtigkeit, aber mache ich etwas falsch? Wo steht, dass ich das so nicht machen darf? Es steht ja nirgendwo, dass mit modernen Lebensweisen ein älteres Haus nicht bewohnt werden kann. Umgekehrt stellt sich die gleiche Frage, was an meinem Haus mangelhaft ist, wenn jetzt die Feuchtigkeit anstelle von einmal duschen das 7- bis 14-Fache beträgt?

Grundlegend, um Schimmelbefall von vornherein zu verhindern, ist es auf jeden Fall, ausreichend frische Luft zuzuführen, also zu lüften. Denn dies vermeidet, dass es zu erhöhter Luftfeuchtigkeit kommt.

Nur, was bedeutet es, genügend zu lüften?? Haben wir bei einer höheren Feuchtelast in unseren Wohnungen ein angepasstes Lüftungsverhalten oder lüften wir im Vergleich zu früher vielleicht auch noch etwas weniger? Fest steht: Der Dampf, den wir in unseren Wohnungen selbst produzieren, muss irgendwie raus. Was klar auf der Hand liegt, wird in der Realität oft unmöglich. Bleiben wir bei den Vergleichen früher und heute. Früher gab es in jedem Haus einen Dachboden. Der nicht ausgebaute Dachboden war die Lagerstätte für so manchen Unrat. Auf jeden Fall waren auf dem Dachboden aber immer ein paar Wäscheleinen. Nach dem Wäschewaschen konnte hier die nasse Wäsche trocknen und durch die zugigen Dachziegel wurde die dabei freigesetzte Feuchtigkeit der nassen Wäsche schnell ins Freie abgeführt. Heute ist Wohnraum teuer und so wurden langsam, aber sicher die Dachböden ausgebaut und zu Wohnräumen umfunktioniert. Doch wo wird denn jetzt die Wäsche getrocknet? Im schlimmsten Fall in der Wohnung. Die anfallende Feuchtigkeit muss durch zusätzliche Lüftungsintervalle nach außen abgeführt werden. Denn jetzt wird unser Wohnraum nicht nur mit der Feuchtigkeit aus der Dusche, sondern auch noch aus der trocknenden Wäsche belastet. Ein fehlerhaftes Verhalten durch Wäschewaschen und Trocknen in der Wohnung kann in meinen Augen doch nur dann vorliegen, wenn es auch einen entsprechenden Trockenraum gibt, der aber nicht genutzt wird. Was ist aber mit den vielen Wohnungen, die keinen zusätzlichen Trockenraum besitzen? In Mehrfamilienwohnhäusern gab es früher auf der Rasenfläche oder im Hof immer diese Eisentore, die mit Wäscheleinen bespannt waren und prima zum Trocknen der Wäsche benutzt werden konnten. Wie gesagt, früher. Heute sind diese Stangen vereinzelt noch zu sehen, aber niemand hängt mehr dort seine Wäsche auf. Die klassische Hausfrau gibt es so nicht mehr. Sie hätte, nachdem die Wäsche getrocknet war, alles wieder von der Leine abgenommen und gebügelt. Heute werden Wäschewaschen und das Trocknen zur Nebenarbeit. Die Waschmaschine läuft, während ich einkaufe. Die Wäsche kann trocknen, wenn ich in der Arbeit bin. Eine schlechte Variante, denn jetzt ist erst recht keiner da, der zum Lüften ein Fenster aufmachen kann.

So führen die vielen kleinen Veränderungen zu einer erheblichen Feuchtelast in unseren Wohnungen, die wir uns gar nicht bewusst machen. Das mit dem Bewusstsein ist halt so eine Sache, denn wir machen ja noch weitere Fehler.

Während meine Oma nur eine warme Küche hatte, hatten wir eine Zentralheizung. Öl und Gas waren billig und der Luxus einer Heizung war in Form einer angenehmen Temperatur in allen Räumen spürbar. Wobei ich gleich einschränken möchte, dass dabei eine Raumtemperatur von 21 °C selten überschritten wurde. Im Vergleich zu heute sieht das ebenfalls wieder etwas anders aus. Heizen ist teuer. Die Preise für Heizöl und Gas steigen jährlich kontinuierlich an, und wer jetzt sparsam ist, dreht die Heizung ab, zumindest für die Zeit, in der man nicht zu Hause ist. In den kalten Wintermonaten kühlen die Außenwandflächen unter solchen Bedingungen stärker aus. Blöd ist nur, wenn eine erhöhte Feuchtelast in der Wohnung vorhanden ist. Denn jetzt finden die Schimmelsporen in unserer Raumluft die perfekten Bedingungen zum Wachsen. Daher ist es auch nicht selten, dass der Vermieter mit dem Finger auf seinen Mieter zeigt und ihm mangelhaftes Heiz- und Lüftungsverhalten vorwirft.

Nicht jeder, der Schimmel an seinen Wänden hat, muss die Heizung abdrehen und als Heizmuffel abgestempelt werden. Es gibt schließlich auch einen Befall in den, wie ich sie gerne nenne, Bikini-Wohnungen. Unter einer Bikini-Wohnung verstehe ich eine Wohnung, in der ich mich im Winter problemlos im Bikini aufhalten kann. Die Temperatur liegt deutlich über 23 °C und weil es so warm ist, läuft jeder barfuß und in kurzen Hosen herum. Wenn es so warm ist, kann man zumindest nicht sagen, dass nicht geheizt wird. Wenn es trotzdem schimmelt, kann es nicht an der Temperatur liegen, oder? Immer wieder erlebe ich es, dass Nutzer einer Wohneinheit nach einem kleinen Schimmelbefall die Aufforderung bekommen, sie mögen bitte mehr heizen. Wenn sie dieser Aufforderung nachkommen, haben sie meistens an denselben Stellen wieder ein Schimmelproblem, nur ist es jetzt viel größer und gar prächtig gewachsen. Klar, denn die meisten Schimmelpilze wachsen halt gerne, wenn es mollig warm ist. Wenn sich die Raumtemperatur anfühlt wie in einem Brutofen, dann kann ich mir vorstellen, wie sich die Sporen über diese idealen Bedingungen freuen. Komischerweise treffe ich solche Temperaturen auch immer wieder in Wohnungen mit Neugeborenen an. Die neuen kleinen Erdenbürger sollen ja nicht frieren und entsprechend bollert die Heizung vor sich hin. Nicht selten kommt so mit dem Kindersegen auch der Schimmel ins Haus. Warum die kleinen Kinder nur in Windel und Hemdchen bekleidet durch die Wohnung robben müssen, entzieht sich meiner Kenntnis. Was unter diesen Bedingungen nicht funktioniert, ist Lüften. Das bekomme ich von den jungen Eltern immer wieder bestätigt. Das Kindchen darf und soll schließlich nicht frieren und so ein geöffnetes Fenster kühlt schließlich die Wohnung aus. Gerne erinnere ich an dieser Stelle an die Milben, die ja auch ein warmes Klima bevorzugen. Es stellt sich jedoch die Frage, wenn ich einen aktiven Schimmelbefall in meiner Wohnung habe, von welcher Seite die größere Gefahr für das Neugeborene ausgeht: vom Schimmel oder von der Kälte? Ich bin mir ziemlich sicher, dass Strumpfhose und Jäckchen eine geniale Erfindung gegen Kälte sind. Zur Not wird die Kinderwärmedämmung auch noch mit einem Mützchen komplettiert. Zum Lüften sollte das auf jeden Fall reichen. Im Gegenteil: So ein bisschen frische Luft ist ja auch gesund.

Jetzt haben wir noch gar nicht über die Erfindung des Dampfbügelautomaten gesprochen. Auch das Dampfgaren oder der Sous-Vide-Kocher produzieren reichlich Feuchtigkeit. Während zu Turnvater Jahns Zeiten der Sport auf der grünen Wiese vollzogen wurde, joggt und radelt oder steppt so mancher zu Hause vor dem Fernseher. Ob dabei jeder nur leicht und flach atmet oder so mancher schwere Seufzer dabei ist, kann sich jeder selbst überlegen. Fest steht jetzt hoffentlich, dass wir mehr Feuchtigkeit produzieren, als uns bewusst ist. Wenn wir verstehen, dass wir in unserem Leben ständig Feuchtigkeit verursachen, dann müssen wir jetzt nur noch verstehen, wie sich die Feuchtigkeit mit der Temperatur verhält.

Warum wir die Physik nicht austricksen können

Dieses Kapitel müsste ich eigentlich meinem Physiklehrer widmen, denn wir sprechen hier über physikalische Grundgesetze in Bezug auf Feuchtigkeit und Temperatur. Bitte denken Sie jetzt nicht, dass ich in der Schule im Fach Physik als aufgehender Stern am Himmel mit Aussicht auf einen Nobelpreis bezeichnet wurde. Nein, es war eher das Gegenteil der Fall. Physik war ein absoluter Albtraum für mich. Das Gute daran ist, wenn ich das, was ich Ihnen berichte, jetzt selbst verstanden habe, dann ist die Chance für Sie, es mir gleichzutun, riesig. Es gibt noch einen weiteren Vorteil. Ich versuche erst gar nicht, dieses Thema auch nur im Ansatz naturwissenschaftlich zu erklären. Ich erkläre es lieber so, dass es jeder versteht.

Zuerst einmal eine kleine Frage: Stellen wir uns vor, wir stehen im Winter in einer Wohnung am Fenster. In der Wohnung beträgt die Lufttemperatur 20 °C und die relative Luftfeuchtigkeit beträgt 50 Prozent. Wenn wir aus dem Fenster schauen, sehen wir die klimatischen Bedingungen im Außenbereich. Draußen ist es richtig eklig und nasskalt. Die Temperatur der Außenluft beträgt 0 °C und die Luftfeuchtigkeit beträgt 100 Prozent. Ich denke, dieses Szenario kann man sich gut vorstellen. Außen ist es unangenehm und kalt und innen ist es schön warm. Jetzt kommt meine Frage. In welcher Luft, innen oder außen, ist mehr Wasser enthalten? Zur Wiederholung: Innen haben wir 50 Prozent relative Luftfeuchtigkeit und außen 100 Prozent. Die Frage gilt jedoch nicht der Luftfeuchtigkeit, sondern dem Wasser, das in der Luft gebunden ist.

Die richtige Antwort lautet daher: innen! Klingt komisch, ist aber so. Die Grundlage dafür ist, dass wir immer von der relativen Luftfeuchtigkeit sprechen. Relativ bedeutet, dass etwas von bestimmten Bedingungen abhängig ist. Die relative Luftfeuchtigkeit ist daher von der Temperatur abhängig. Die Prozentzahl gibt an, zu wie viel Prozent die Luft bei der herrschenden Temperatur gesättigt ist. Jetzt kommt noch die Sache mit dem physikalischen Grundgesetz, denn warme Luft kann mehr Wasser speichern als kalte Luft. Das können wir leider nicht ändern, selbst wenn wir es wollen. Für unser kleines Rätsel lautet die Antwort daher, dass in der 0 °C kalten Außenluft die Speicherfähigkeit der Luft,

Wasser in sich aufzunehmen, sehr schlecht ist. In der 20 °C warmen Innenraumluft ist die Speicherfähigkeit besser und daher passt auch mehr Wasser in die Innenluft.

Für die Zahlen-Freaks bedeutet das:

- 0 °C Temperatur und – 100 Prozent Luftfeuchtigkeit = 4,8 g Wasser/m^3
- 20 °C Temperatur und – 50 Prozent Luftfeuchtigkeit = 8,6 g Wasser/m^3
- 24 °C Temperatur und – 50 Prozent Luftfeuchtigkeit = 10,9 g Wasser/m^3
- 24 °C Temperatur und – 60 Prozent Luftfeuchtigkeit = 13,1 g Wasser/m^3

Die Grammzahlen sind dabei auf eine Kommastelle gerundet, aber es ist klar erkennbar: In warme Luft passt einfach mehr Wasser. Was auch noch deutlich wird, ist, dass die Angabe der relativen Luftfeuchtigkeit alleine gar keine Aussage über die Menge an Wasser beinhaltet. Die Grammzahl der Wassermenge pro Kubikmeter ist nebenbei erwähnt die »absolute Feuchte«, die in der Luft vorliegt. Wenn wir jetzt einen Kubikmeter der Außenluft mit 0 °C und 100 Prozent Luftfeuchtigkeit nehmen und ihn auf 20 °C erwärmen, bleibt die absolute Feuchtigkeit von 4,8 g Wasser gleich. Es verändert sich jedoch die relative Luftfeuchtigkeit. Während die Temperatur von 0 °C auf 20 °C steigt, sinkt die relative Luftfeuchtigkeit von 100 Prozent auf ca. 30 Prozent. Die absolute Feuchtigkeit wird davon nicht beeinflusst. Je kälter und trockener die Luft im Außenbereich ist, desto geringer ist der absolute Feuchtegehalt. Das ist Physik und das können wir nicht ändern. Wenn jetzt jemand zu mir sagt, er hat immer 80 Prozent Luftfeuchtigkeit in seiner Wohnung, auch wenn er gelüftet hat, dann muss dieser Mensch ein Zauberkünstler sein. Denn es ist physikalisch nicht möglich, warme, mit Feuchtigkeit angereicherte Luft mit kühler, trockener Luft auszutauschen, ohne dass dabei die relative Luftfeuchtigkeit sinkt, während sich die frische Luft auf die Raumtemperatur erwärmt. Umgekehrt funktioniert das natürlich genauso. Wenn sich warme Luft einer kühleren Oberfläche nähert, kühlt die Luft ab und es verschlechtert sich die Fähigkeit, Feuchtigkeit zu speichern. Jetzt muss das Wasser aus der Luft irgendwo anders hin. Glasscheiben sind ein sehr schlechter Wärmeschutz und einfachverglaste Fensterscheiben wie zu Omas Zeiten erst recht. Wenn sich die Raumluft der kalten Glasscheibe nähert, kühlt sie entsprechend ab und kann das gespeicherte Wasser nicht mehr halten. Das Wasser, das nicht mehr in der Luft verbleiben kann, kondensiert jetzt auf der Fensterscheibe. Mit Veränderung der Oberflächentemperatur verändert sich auch die Temperatur der Luft an dieser Oberfläche. Der absolute Wassergehalt in der Luft bleibt jedoch gleich. So kann es leicht passieren, dass aus einer Raumluft mit einer relativen Luftfeuchtigkeit von 55 Prozent an einer kalten Oberfläche schnell 70 Prozent und mehr werden. Wir reden über Physik, da ist nichts kaputt oder beschädigt. Das Fenster ist ja auch nicht undicht, denn die Scheiben sind bei entsprechender Temperatur von außen auch innen beschlagen, ohne dass es regnet.

Wenn wir über Schimmelbefall im Innenbereich sprechen, der durch die Nutzung der Bewohner entstanden ist, müssen wir das »heilige Dreigestirn« des Schimmelwachstums im Auge haben:

- Raumtemperatur
- Luftfeuchtigkeit
- Oberflächentemperatur

Denn der Schimmel wächst nur, wenn diese drei Faktoren in einem derart günstigen Verhältnis zueinanderstehen, dass als Ergebnis Nahrung, also Wasser, für den Schimmelpilz entsteht.

Wir können bei einem vorhandenen Schimmelbefall daher nicht nur auf einen Parameter schauen, sondern müssen immer diese drei Faktoren im Auge haben. Die Oberflächentemperatur ist dabei abhängig von der Außentemperatur. Eine Erklärung dafür, warum wir das Problem der beschlagenen Fenster immer nur im Winter haben. Die kalten Wintermonate und die frostigen Temperaturen im Außenbereich wirken auf unsere Gebäudehülle. Wenn wir jetzt die Wärmestrahlung im Inneren reduzieren oder abstellen, können die Bauteiloberflächen im Inneren so stark abkühlen, dass es in Verbindung mit der Raumtemperatur und der relativen Luftfeuchtigkeit zu Kondensat und somit zu Schimmelbildung kommen kann. Je größer der Tauwasserausfall, desto nasser die Wand. Klar ist jetzt auch, dass die Kombination einer Bikini-Wohnung in Verbindung mit einer hohen relativen Luftfeuchtigkeit eine Menge an absoluter Feuchtigkeit, sprich Wasser, beinhaltet. Wenn jetzt kühle Oberflächen in der Wohnung vorhanden sind, könnte man denken, das Wasser läuft aus der Wand. Tut es aber nicht: Es kondensiert dort!

Die paar Gramm Wasser sind doch nicht so schlimm, oder? Wir dürfen nicht vergessen, dass es sich bei den Angaben um Gramm/Kubikmeter handelt. Eine 75 Quadratmeter große Wohnung mit einer Raumhöhe von 2,50 m besitzt ein Volumen von 187,5 Kubikmeter. Bei 20 °C und einer relativen Luftfeuchtigkeit von 50 Prozent sind somit 1,61 Liter Wasser in der Luft gebunden. Das Blöde ist, das ist nur die Wassermenge, die sowieso in der Luft vorhanden ist. Durch unsere Anwesenheit produzieren wir fleißig Feuchtigkeit, die dann noch dazukommt. In einem Drei-Personen-Haushalt können das auch locker zwischen sechs und zwölf Liter Wasser sein, die über den ganzen Tag hinweg in die Raumluft übergehen. Das ist eine ganze Menge Wasser, mit der unsere Wohnung zurechtkommen muss. Wenn wir jetzt das heilige Dreigestirn der Schimmelpilze außer Acht lassen und sich nur einer dieser Werte ungünstig entwickelt ... zack, schimmelt es munter vor sich hin und das »Schwarzer Peter«-Spiel beginnt.

Wenn wir die Physik in dieser Angelegenheit verstanden haben, ist es nur noch eine Frage der Achtsamkeit, um dem Schimmel auf die Schliche zu kommen. Leider kommt es immer wieder vor, dass mir Bewohner erklären wollen, dass sie immer ausgiebig und ausreichend lüften, jedoch die Luftfeuchtigkeit nie unter 60 Prozent fällt. Da sind die Zauberer der Naturwissenschaft, die die Grundgesetze der Physik außer Kraft setzen können. Für solche Phänomene gibt es genau zwei Erklärungen. Die erste ist relativ einfach. Das Messgerät ist defekt und reagiert nicht. Die zweite Möglichkeit ist auch recht einfach. Wenn nach dem Lüften die Feuchtigkeit sehr schnell wieder am Ausgangspunkt angekommen ist, war das Fenster nicht lange genug offen und es steckt zu viel Dampf in der Bude. Verständlicherweise will jetzt jeder wissen, wie denn richtiges Lüften aussieht. Bitte ein klein wenig Geduld, diese Frage ist so wichtig, dass sie ein eigenes Kapitel bekommen hat.

Gesundes Wohnverhalten gleicht Schwachpunkte am Gebäude aus

Wenn es einen Satz gibt, den ich als Sachverständiger bestimmt schon tausendmal gehört habe, dann lautet er: »So ein Schimmelproblem haben wir noch nie gehabt. Vorher hat hier XY gewohnt und er hatte nie das Problem.« Was soll ich mit einer solchen Information anfangen? Klar, wenn ein Wasserschaden die Ursache ist, fällt es leicht, die Situation nachzuvollziehen. Dann kann der Schimmel zwangsläufig nicht dagewesen sein. Wenn es ein Schaden ist, der mit der Feuchtigkeit von innen, also mit dem Raumnutzer in Verbindung steht, wird es wieder schwierig. Die Frage ist doch nicht, wer wie lange darin ohne Schimmel gewohnt hat, sondern wie unterschiedlich die Lebensweisen waren bzw. sind. Nehmen wir z. B. zwei völlig identische Wohnungen. Eine klassische Zwei-Zimmer-Wohnung mit Küche und Bad. In der einen Wohnung wohnt ein junger Mann und in der anderen Wohnung eine ältere Dame. Die Wohnungen sind beide nur von einer Person bewohnt, die Wohnungen sind identisch und es lässt sich somit ein Vergleich vornehmen. Der junge Mann benutzt die Küche bestenfalls, um sich ein Leberwurstbrot oder für Vegetarier ein Käsebrot zu machen, während das Hobby der alten Dame im Kochen von Marmelade besteht. Dabei kocht sie nicht nur für den Eigenbedarf, sondern auch für die Enkel und alle Nachbarn im Umkreis. Beide nutzen ihre Küche, produzieren aber eine unterschiedliche Feuchtelast. Im Wohnzimmer ist es ähnlich, vorm Fernseher schläft die alte Dame auf dem Sofa ein und atmet ruhig und flach, während sie vor der Flimmerkiste träumt. Der junge Mann schaut ebenfalls eine seiner Lieblingssendungen, nur läuft er nebenbei noch einen Marathon auf dem Laufband. Wieder entstehen unterschiedliche Feuchtelasten aufgrund der unterschiedlichen Lebensweisen. Nur an diesen beiden Beispielen ist zu erkennen, dass ich zwar identische Wohnungen miteinander vergleichen kann, jedoch nicht seine Bewohner. Zu unterschiedlich sind Lebensrhythmus, Gewohnheiten, Vorlieben usw. Die Aussage, der letzte Bewohner hatte nie Schimmel, mag zwar stimmen, muss aber nicht gleichzeitig bedeuten, dass der jetzige Nutzer der Wohnung etwas falsch macht. Ein weiteres Beispiel hatten wir bereits beim Duschen, wenn vorher nur einmal in der Wohnung geduscht wurde und jetzt aber zweimal geduscht wird. Dabei entsteht eine unterschiedliche Feuchtelast, die zusammen mit weiteren Faktoren wie Lufttemperatur und Oberflächentemperatur zum Schimmelproblem führen kann. Wer sagt jetzt oder wo steht, dass zweimal Duschen zu einer falschen Lebensweise gehört? Klar, durch mehrmaliges Duschen wird mehr Feuchtigkeit produziert, nur ist das jetzt falsch? Umgekehrt haben wir dasselbe Problem, unsere Häuser und Wohnungen funktionieren gut und sind vor allem schimmelfrei, wenn wir bestimmte Vorgaben einhalten. Diese Vorgaben beziehen sich immer auf den Luftwechsel, also das Lüften und das Temperieren der Wohnung, wobei wir auch schon wissen, zu viel Temperatur ist ein Problem. In allen Berechnungen und DIN-Normen zum Thema Wärmeschutz wird von folgenden Werten ausgegangen: Die Raumtemperatur beträgt dabei 20 °C bei 50 Prozent Luftfeuchtigkeit. Für das Einhalten dieser Werte ist in erster Linie der Nutzer der Wohneinheit zuständig. Klar, denn der Hausbesitzer hat ja keinen Zugriff auf die Wohnung und auch keinerlei Einfluss auf das Wohnverhalten.

Es gibt in den Normen zum Thema Wärmeschutz aber noch ein paar Angaben. Die Oberflächentemperatur auf der Innenseite der Außenwand darf nicht unter 12,6 °C sinken, und das bei einer Außentemperatur von -5 °C. Unter diesen vorgegebenen Bedingungen spricht man dann von einem schimmelfreien Wohnen. Für den Wärmeschutz, also für die Qualität der Außenhülle, ist der Besitzer verantwortlich. Er muss dafür sorgen, dass keinerlei Risse, Löcher oder sonstige Schäden dazu führen, dass diese Werte nicht eingehalten werden. Besonders kritisch sind dabei die Anschlüsse verschiedener Bauteile zu sehen. Allein an den Anschlüssen zwischen dem Fensterrahmen und dem Mauerwerk kommt es sehr schnell zu einer Temperaturunterschreitung der 12,6 °C, vor allem weil wir im Winter auch Tagestemperaturen haben, die deutlich unter -5 °C liegen. Die vorgegebenen Werte sind generell als Durchschnittswerte anzusehen. Egal, ob Luftfeuchtigkeit oder Temperatur, sie unterliegen einer Wellenbewegung, die sowohl nach oben als auch nach unten ausschlägt. Allein durch die Nachtabsenkung der Heizung wird die Temperatur in der Nacht deutlich kühler sein als tagsüber. Dies ist nebenbei auch gleichzeitig ein Grund dafür, warum nachts die Luftfeuchtigkeit steigt. Kalte Luft kann nicht so viel Feuchtigkeit aufnehmen wie warme Luft. Nur kommt jetzt auch noch das Wasser dazu, das wir im Laufe der Nacht mit jedem Atemzug ausschnaufen. Alles unterliegt wechselhaften Bedingungen, sodass es immer Momente gibt, die zu ungünstigen Konstellationen der Hauptbeteiligten führen, und es so zu Schimmelbildung kommen kann.

Somit ist es durchaus möglich, in einem neuen Haus, in dem alle baulichen Bedingungen auf dem neuesten Stand der Technik sind, mit einer hohen Raumtemperatur und einer hohen Feuchtelast für einen wunderschönen Schimmelbefall zu sorgen. Baulich gibt es absolut keinen Mangel und trotzdem schimmelt es munter vor sich hin. Ebenso ist es möglich, in einem Altbau mit etlichen kleinen Mängeln in den Anschlüssen der Bauteile oder mit einem schlechten Wärmeschutz und vielen kalten Oberflächen mit einem angemessenen Heiz- und Lüftungsverhalten schimmelfrei zu leben. Durch ein gutes Wohnverhalten kann daher das Wachstum von Schimmel unterbunden werden. Wer in einem Altbau wohnt, sollte daher darauf achten, dass er bei einer Raumtemperatur von 20 °C unter einer relativen Luftfeuchtigkeit von 50 Prozent bleibt. Wer jetzt sagt, dass dies nicht möglich ist, darf sich gerne an die Zeit erinnern, in der wir mit Keramikbehältern an den Heizkörpern die Luftfeuchtigkeit erhöht haben.

Es schimmelt aber trotzdem

Verzweiflung macht sich breit, wenn man alles richtig macht und es trotzdem schimmelt. Natürlich haben auch Heizen und Lüften ihre Grenzen und Sie können nicht mit einem Zauberbann den Schimmel für immer aus dem Haus vertreiben. Wenn es in einem Gebäude schimmelt, muss es dafür einen Grund geben.

In einer Mietwohnung eines Mehrfamilienwohnhauses kommt es im Wohnzimmer zu Schimmelbefall. Schnell war von Seiten des Vermieters der Schuldige gefunden. Der Mieter mit seinem mangelhaften Heiz- und Lüftungsverhalten ist schuld an dem ganzen Schimmelschlamassel. Ich sollte dies mit meiner Expertise feststellen und untermauern, dass der Besitzer der Immobilie mit seiner Aussage richtiglag.

Beim Ortstermin konnte ich auch mit den Bewohnern sprechen, die mir ein ordentliches Wohnverhalten versichert haben. Ganz ehrlich, ich höre mir immer an, was beide Seiten zu sagen haben, mache mir aber auch immer ein eigenes Bild. In diesem Fall war das Bild seltsam. Es gibt Momente, die bei mir eine innere Alarmglocke auslösen, und in diesem Moment hat es in meinem Kopf massiv geklingelt. Ein Schimmelschaden an der Außenwand, der sich in regelmäßigen Abständen, etwa alle ein bis zwei Meter, wiederholt. Die Flächen zeichnen sich aufgrund des Befalls quadratisch, in einer Größe von ca. 15 cm Breite und ähnlicher Höhe, von den restlichen Wandflächen ab. Da immer wieder von einem gefährlichen Schwarzschimmel, aber nie von einem Quadratschimmel gesprochen wird, muss es ja etwas anderes sein. Damit ich das Wohnverhalten der Nutzer besser einschätzen konnte, hatte ich im Vorfeld mit allen Beteiligten vereinbart, ein paar Datenlogger aufzuhängen. Diese Datensammler machen nichts anderes, als permanent Temperatur und Luftfeuchtigkeit zu messen. Die Auswertung ergibt eine wunderschöne Klimakurve der Bedingungen innerhalb der Wohnung. Jede Veränderung, sei sie auch noch so klein, wird aufgezeichnet. Siehe da, ein Wohnverhalten wie aus dem Lehrbuch. Durchschnittlich 20 °C Raumtemperatur und die relative Luftfeuchtigkeit lag kein einziges Mal über 55 Prozent. Traumbedingungen und trotzdem sprechen wir über einen Schimmelbefall. Anhand der Messungen, die über einen Zeitraum von drei Wochen erstellt wurden, konnte ich klar ausschließen, dass am Nutzerverhalten etwas verändert werden muss. Die Bedingungen waren geradezu ideal. Die Oberflächentemperatur im Bereich des Schimmelbefalls war jedoch alles andere als normal. Wie mit dem Lineal gezogen veränderte sich die Oberflächentemperatur der Außenwandfläche bei Messungen innerhalb und außerhalb der sichtbaren Abzeichnungen. Die mit Schimmel befallenen Flächen waren ca. 6 °C kälter als der Rest der Wandflächen. Nachdem ich mit dem Hammer etwas Putz in diesen Bereichen entfernt hatte, war der Grund deutlich sichtbar. Der Maurer hatte hier unterhalb der Decke Löcher gelassen. Durch diese Löcher wurden Kanthölzer nach außen geschoben und an die Decke verkeilt, um außen ein Behelfsgerüst zu erstellen. Nach dem Entfernen wurden die Löcher an dieser Stelle nicht mit dem dämmenden Stein des Mauerwerks, sondern einfach mit Beton verschlossen. Der schlechte Wärmeschutz des Betons sorgt dafür, dass sich die Kälte von außen durch das Mauerwerk zieht. Die quadratische Form des Betons als Wärmebrücke wird durch den Schimmelbefall widergespiegelt. Unter solchen Bedingungen ist der Nutzer völlig machtlos und der Grund für den Schimmelbefall ein Mangel am Gebäude. Ein Mangel in einer Größenordnung, der sich auch nicht mehr durch ein geändertes Wohnverhalten ausgleichen lässt.

Ähnliches kommt immer wieder in nachträglich erweiterten Bereichen vor, so z. B. der zusätzlich ausgebaute Dachboden oder der Lagerraum im Keller, der jetzt zum Wohnraum wird. Alles wird recht schnell hübsch gemacht und im Anschluss stören nur die hässlichen Schimmelflecken. Gerade ältere Häuser haben eine recht interessante Bauweise, über die sich kaum jemand Gedanken macht. Die Wände wurden nämlich nicht aus großformatigen Steinen von unten bis oben gleich stark gemauert, sondern aus kleinformatigen Ziegeln hergestellt. Dabei wird das Mauerwerk aufgrund der benötigten Statik nach oben immer dünner. Es gibt viele Häuser, deren oberste Giebelwand eine Dicke von nur 12,5 cm hat. Hier war keine Statik mehr gefragt und der Giebel wurde daher recht dünn hochgemauert. Diese Art der Bauweise lässt sich von außen nicht erkennen, denn die Steine sind auf der Außenseite alle bündig verarbeitet. So etwas lässt sich nur feststellen, wenn ich in allen Stockwerken die Wandstärke im Bereich der Fenster messe. Klar ist, dass eine 12,5 cm dicke Außenwand einen schlechteren Dämmwert besitzt als eine Wand mit 36 cm Stärke. Wenn jetzt nachträglich der Dachboden ausgebaut wird, muss zwingend auch der erforderliche Wärmeschutz eingehalten werden. Vergesse ich den Wärmeschutz beim Ausbau, produziere ich einen Mangel an meinem Gebäude. Das Gleiche gilt auch für Kellerräume, die nachträglich zu Wohnzwecken umgerüstet werden. Hier ist weniger die Dicke der Steine zu beachten als die Qualität und die Art der Steine. Auf den Kellermauern lastet später das ganze Haus und daher müssen die Steine eine besondere Festigkeit besitzen. Die sogenannten Kellersteine bringen genau diese Eigenschaft mit, haben aber leider einen schlechten Wärmeschutz. Die kalten Oberflächen sorgen so für ideale Wachstumsbedingungen für Schimmelpilze.

»Vergib ihnen, denn sie wissen nicht, was sie tun.« Dieser Satz trifft auch für manchen Heimwerker zu. Nicht selten wird vom Eigentümer selbst mit viel Fleiß, Schweiß und Mühe nachträglich manch brachliegender Raum zu Wohnzwecken umgebaut. Dabei ist es erst einmal egal, ob eine ehemalige Werkstatt oder die im Nebengebäude errichtete Waschküche mit Hühnerstall modernisiert werden soll.

Hauptsache, es entsteht Wohnraum und gleichzeitig besteht die Möglichkeit, Geld durch Vermietung zu generieren. Ein lukrativer Gedanke, der aber schnell nach hinten losgehen kann, wenn bauliche Vorschriften hinsichtlich des Wärmeschutzes nicht eingehalten werden. »Das habe ich nicht gewusst«, ist dann die schlechteste Ausrede des fleißigen Heimwerkers. Bei der ganzen Eigenleistung, die so an unseren Bestandsgebäuden erbracht wird, ist einiges als mangelhaft und falsch zu bezeichnen. Schon gemerkt, dass sich die veränderten Zeiten auch in unseren Baumärkten widerspiegeln? Wenn man in den 70ern einen Baumarkt betreten hat, wurde man direkt von den Angeboten an Nut- und Federbrettern in Empfang genommen. Douglasie, Zedernholz, astfreie Kiefer in unterschiedlichen Breiten und Längen waren meterhoch gestapelt. Das Eigenheim wurde regelrecht zugenagelt. Völlig egal, ob Decke oder Wandfläche, der geschickte Heimwerker hat bei seinem Drang, sich zuzubrettern, keine Grenze gefunden. So sieht das zumindest aus meiner Sichtweise aus. Viele dieser hölzernen Reliquien sind heute noch zu finden, häufig sind sie mit weißer Farbe schick aufgepimpt. Dies ist nicht selten ein echter Baumangel mit großem Potenzial für einen verdeckten Schimmelbefall. In Expertenkreisen wird sogar davon gesprochen, dass 80 Prozent unserer Gebäude[7] mit versteckten Schimmelproblemen zu kämpfen haben. Das bedeutet, der Befall ist da, aber wir sehen ihn nicht. Genau da liegt dann auch das Problem. Der Schimmel wächst munter vor sich hin und verbreitet seine Schimmelsporen in unsere Umwelt, und wenn es blöd läuft, wissen wir nicht einmal, dass er bereits zur Untermiete eingezogen ist. Solche Verbretterungen, sofern sie vor einer Außenwand oder zum kalten Dachraum hin angebracht wurden, gehören zu den Lieblingsplätzchen, an denen er sich versteckt. Die Bretter wurden auf einer Holzunterkonstruktion aus Dachlatten montiert. Dabei wurden die Zwischenräume mit einer 20 mm dicken Polystyrolplatte gedämmt, Bretter drauf und fertig war der perfekte Saunalook. Vergessen wurde dabei meistens die Dampfbremse. Das ist eine Folie, die bei solchen Verkleidungen zum Einsatz kommen muss, damit die warme, mit Feuchtigkeit angereicherte Luft nicht an die kalte Außenmauer gelangt. Wenn die Folie nicht luftdicht angeschlossen ist oder fehlt, ist die Folge schon fast dramatisch. Die Nut-und-Feder-Verbretterung in Verbindung mit der Dämmung hält die Wärme von der Außenmauer ab, sodass im Winter das Außenmauerwerk stärker auskühlt. Von innen ist dies dank der Dämmplatten nicht zu spüren. Gleichzeitig kann aber die mit Feuchtigkeit angereicherte Luft durch die Ritzen und Spalten der Bretter hinter die Verkleidung kommen und kondensiert hinter den Dämmplatten. Ein echter Schimmel-Hotspot und ein echter Baumangel. Auf die Fähigkeit der Schimmelpilze, sich meisterhaft zu verstecken, und die Möglichkeit, sie zu finden, möchte ich später noch genauer eingehen. An dieser Stelle war mir die gut gemeinte handwerkliche Bastelarbeit, die sich aber als Problem darstellt, wichtiger. Besonders unter dem Gesichtspunkt, dass wir mit unseren geänderten Lebensweisen andere Feuchtigkeitsbelastungen in unserer Wohnung erzielen. Was in den 70ern schon falsch war, aber noch funktioniert hat, wird jetzt gnadenlos vom Mikroorganismus ausgenutzt.

Ein weiteres Problem sind die ständigen Veränderungen, Erweiterungen und Anbauten, die wir an unseren Gebäuden vornehmen. Nicht selten finden wir heute Gebäude, die bereits die zweite und dritte Modernisierungsrunde durchlaufen haben. Alte Steine, neue Steine, der Anbau gedämmt, das alte Haus aber noch im Originalzustand, die Fenster auf der Wetterseite aus Kunststoff, die anderen alt und aus Holz. Wir verändern ständig unsere Gebäudehülle und machen uns keinerlei Gedanken darüber, was das unter Umständen für Folgen haben kann. Die Erneuerung der Fenster ist ein gutes Beispiel. Die Fenster gehören wie das Dach und die Außenmauer zur Gebäudehülle. Sie sind außerdem der Teil der Gebäudehülle, der die geringste Lebensdauer hat. Daher werden viel häufiger die Fenster gewechselt. Der Grund: Sie werden alt und gehen kaputt. Das neue Fenster ist jetzt aber viel besser und moderner. Die Glasscheiben sind nicht mehr so kalt und sie laufen nicht mehr an. Die Veränderung an der Gebäudehülle führt dazu, dass es an anderer Stelle zu einem Schimmelbefall kommt. Klar, die Feuchtigkeit muss sich ja zwangsläufig einen anderen Platz suchen. Daher kommt es nicht selten vor, dass der Schimmelbefall nach dem Wechseln der Fenster als Problem auftritt. Aber bitte nicht, weil die Fenster jetzt viel dichter sind, sondern weil sich die Feuchtigkeit ein anderes Plätzchen gesucht hat. Dass unsere Fenster jetzt dichter sind, hat nur den unangenehmen Nebeneffekt, dass wir jetzt noch besser lüften müssen. Plötzlich wird der Ruf nach einer Handlungsanleitung zum richtigen Lüften laut. Mit den neuen Fenstern brauchen wir ein Lüftungskonzept. Wer ein solches Lüftungskonzept nicht hat, kann sich gleich den Schwarzen Peter aus dem Stapel suchen. Denn mit dem Einbau der Fenster wurde die Gebäudehülle verändert und so ein Baumangel produziert, denn schließlich muss die gesamte Gebäudehülle den Anforderungen zum Zeitpunkt der Veränderung entsprechen. Hier finden die Juristen eine gewaltige Spielwiese. Verändere ich die Fenster, verändere ich die Gebäudehülle. Wird das Fenster besser und bleibt das Mauerwerk, wie es war, ist das juristisch gesehen ein Baumangel. Daher müsste jedes alte Haus mit neuen Fenstern eine unbewohnbare Schimmelbude sein. Da dies nicht der Fall ist, gibt es offenbar einige Menschen, die mit einem guten Wohnverhalten die Schwachpunkte des Gebäudes ausgleichen.

Wie Pech und Schwefel

Neben dem Wasser sind Temperatur und Luftfeuchtigkeit die Hauptverdächtigen im Schimmel-Krimi. Die beiden halten zusammen wie Pech und Schwefel. Im Mittelalter glaubten die Menschen fest an die Existenz der Hölle, in der Pech und Schwefel brennen. Zusammen bilden die beiden ein gefährliches, entzündliches Gemisch. Temperatur und Luftfeuchtigkeit explodieren zwar nicht selbst, können aber dazu beitragen, dass sich der Schimmel explosionsartig verbreitet. In unserem Alltag lässt sich so manches Spektakulum vom Zusammenspiel von Wasser und Luft ableiten. Beobachten wir einen Teller, der mit Wasser gefüllt ist, über einen längeren Zeitraum, wird das Wasser langsam, aber sicher weniger. Während die Wäsche trocknet, werden Lebensmittel hart. Die Ursache dafür ist die gleiche: Es kommt zu Verdunstung. Feuchtigkeit geht von einem flüssigen in einen gasförmigen Zustand über. Dies ist jedoch nur möglich, solange die Luft nicht gesättigt ist und unter einer relativen Luftfeuchtigkeit von 100 Prozent liegt. Den Effekt der kalten Wände und der warmen, mit Feuchtigkeit angereicherten Luft kennt jeder Brillenträger, der im Winter aus der Kälte in einen warmen Raum kommt. Plötzlich ist alles nebelig. Die Feuchtigkeit kondensiert an der kühlen Oberfläche. Je größer der Temperaturunterschied zwischen der warmen Luft und der kalten Oberfläche ist, desto größer ist die Möglichkeit der Betauung. Winterzeit ist Schimmelzeit, besonders wenn viel Feuchtigkeit in den Räumen vorhanden ist und nachts bei sternenklarem Himmel die Erdoberfläche durch das Abstrahlen der Wärme in den Weltraum abkühlt.

Die Meuterei auf der Bounty[8]

Ein wichtiges Datum in der Geschichte der Seefahrt ist der 28. April 1789. Vor dem Morgengrauen, um 4:30 Uhr in der Früh, begann die Meuterei auf der Bounty. Ungeachtet der historischen Fakten verselbstständigte sich die Geschichte der zwei ungleichen Männer und wurde zum Mythos. Auf der einen Seite der edle Steuermannsmaat Fletcher Christian und auf der anderen Seite der Despot William Bligh, der seine Besatzung tyrannisierte. Was sind die Hintergründe für diese Meuterei und was hat die Meuterei auf der Bounty mit Schimmel zu tun?

Dass die Bounty ein ehemaliger ziviler Kohletransporter war, spielt eigentlich keine große Rolle. Aus Zeitgründen und weil für nichtmilitärische Fahrten Stauraum wichtiger war als Feuerkraft, erwarb die Admiralität den zivilen Kohletransporter Bethia. Ende Mai 1787 wurde das Schiff zum segelnden Treibhaus umgebaut und auf den Namen Bounty getauft. Der Name bedeutet »Wohltat, Güte, gnädige Gabe« und sollte die »Gnade« des Königs zum Ausdruck bringen. Aus Kostengründen wurde ein verhältnismäßig kleines Schiff mit entsprechend überschaubarer Besatzung für diese Expedition ausgewählt. Die Bounty wurde nach Tahiti geschickt, um Brotfruchtbäume als billiges Nahrungsmittel für die Sklaven, die auf Jamaika die Plantagen bestellten, in die Karibik zu verschiffen.

Ein Kapitän wurde für diese Mission nicht eingesetzt. Das ersparte den teuren Kapitänssold. Der kommandierende Offizier war William Bligh. Bligh hatte nur eine kleine Besatzung und bewaffnete Soldaten, die gegebenenfalls als Schiffspolizei hätten auftreten können, fehlten gänzlich. Was ebenfalls fehlte, war die Autorität eines Kapitäns. Bligh hatte den Rang eines Leutnants und fand daher wenig Akzeptanz bei seiner Mannschaft. Die Bounty erreichte ihr gewünschtes Ziel auf Tahiti nach turbulenter Fahrt, jedoch viel später als geplant, sodass das Schiff witterungsbedingt gezwungen war, fünf Monate vor Ort zu ankern. Die Besatzungsmitglieder gingen in dieser langen Zeit Liebesbeziehungen mit den einheimischen Frauen ein und gewöhnten sich im pazifischen Paradies an das angenehme Leben. Die Pflichten der Besatzungsmitglieder rückten in weite Ferne. Die Mannschaft und auch Bligh genossen das Leben mit den freundlichen Menschen auf Tahiti. Doch der schöne Schein ist trügerisch und die Disziplin verfällt zusehends. Der zwischenzeitlich seiner Funktion enthobene Schiffsarzt erliegt seiner Trunksucht und einige Männer der Mannschaft versuchten zu desertieren. Sie wurden jedoch wieder eingefangen und bekamen eine recht milde Strafe mit der »Neunschwänzigen Katze«, was tatsächlich als sehr milde galt, denn es hätte auch der Tod durch den Strick sein können.

Ein weiterer Beleg für die nachlassende Disziplin der Besatzung fand einen Eintrag in Blighs Logbuch.

»Wenn ich Offiziere hätte, um den Steuermann und den Bootsmann zu ersetzen, oder könnte ich auf sie verzichten und sie als gemeine Matrosen betrachten, würden sie ihre Stellung nicht mehr innehaben. Es gibt kaum ein Pflichtversäumnis, das so sträflich ist wie dieses, denn es hat zwar den Anschein, dass die Segel zwei Mal hervorgeholt wurden, seit ich auf der Insel bin, was ich für völlig ausreichend hielt, und ich hatte ihren Berichten vertraut, doch diese Segel wurden nie an die Luft gebracht.«

Wie bei jedem anderen Segelschiff führte die Bounty Ersatzsegel mit, die regelmäßig hätten gelüftet werden sollen. Der Befehl zum Lüften der Segel war zwar gegeben, wurde aber aufgrund der verwahrlosten Disziplin nicht mehr ausgeführt und zum Ärger Blighs waren die Segel verschimmelt und unbrauchbar.

Unvorstellbar, dass ein Schimmelbefall für die Meuterei verantwortlich war. Aber schriftlich festgehalten und überliefert ist, dass Schimmel bei der Meuterei auf der Bounty eine Rolle gespielt hat. Erkennbar ist bei dieser Geschichte aber auch, dass wieder Disziplin und Lüften in Beziehung mit der Entstehung von Schimmel stehen. Es sind zwar keine Fenster, aber unterlassenes Lüften führte in diesem Fall das Ende der Segel herbei. Leider ist es mir nicht gelungen, einen handfesten Beweis vom Schimmelbefall der Segel zu finden, der sich zum »Fluch der Karibik« ableiten lässt. Aber schön wäre es auf jeden Fall gewesen.

Einen Gedanken möchte ich auch gleich wieder verwerfen. Undisziplinierte Hausbewohner, die das Lüften der Räume unterlassen und damit einen Schimmelbefall fördern, dürfen heutzutage nicht mehr mit der »Neunschwänzigen Katze« gemaßregelt werden. Interessant finde ich jedoch den klaren Hinweis darauf, dass ein gewisses Lüftungsverhalten mit einem gewissen Maß an Disziplin verknüpft wird. Ist dementsprechend Disziplin der Wegweiser in ein schimmelfreies Leben?

Aber ganz ehrlich: Den Effekt der mit Schimmel befallenen Segel hat so manche Mama in anderer Form auch schon gehabt. Ein vergessener Turnbeutel oder eine Badetasche, deren Inhalt nach dem Schwimmen nicht den Weg auf die Wäscheleine gefunden hat, ist so ziemlich das Gleiche und auch die Meuterei beim Aufhängen der Badesachen gibt es auch heute noch. Die nassen Badesachen, am besten noch in ein Handtuch eingewickelt, sollen ja manchmal einfach bloß vergessen worden sein. Wenn sie dann nach ein paar Tagen gefunden werden, hat unser pelziger Freund schon zugeschlagen. Wenn es gut läuft, haben Handtuch und Badehose nur einen typischen muffigen Geruch angenommen. Aber es geht noch eine Nummer besser. Werden die Badesachen nicht rechtzeitig gefunden und aufgehängt, zieht sich der Schimmelpilz sichtbar durch das Gewebe des Stoffes und macht die Badeutensilien unbrauchbar. Daher ist es völlig egal, ob Segel oder Badehose: Es muss gelüftet und getrocknet werden. Auch hier ist ein gewisses Maß an Disziplin von Vorteil. Wenn die Badesachen unmittelbar nach dem Schwimmbadbesuch ihren Weg auf eine Wäscheleine finden, wird es sicherlich nie zu einem Problem kommen. Jede Verzögerung spielt den Schimmelpilzen jedoch in die Hände und fördert und ermutigt sie zum Wachstum.

Dasselbe Phänomen ist auch in der Waschmaschine zu erkennen. Wer Wäsche gewaschen und dann vergessen hat, die Wäsche aufzuhängen, weiß, wovon ich spreche. Schon nach kurzer Zeit ist der Duft der frisch gewaschenen Wäsche dahin. Das Ergebnis: Das Ganze muss noch mal gewaschen werden. Auch hier hat der Prozess der Schimmelbildung bereits begonnen.

Wie auf der Bounty müssen wir dafür sorgen, dass unsere Wäscheberge nicht mit Feuchtigkeit durchsetzt und ungelüftet sind. Modriger Geruch ist dann noch das geringste Übel.

Hilft Disziplin gegen Schimmel?

»Disziplin ist alles!«, sagte der preußische Generalfeldmarschall Helmuth Graf von Moltke (1800–1891) und ich denke, er hatte recht. Wobei ich Disziplin nicht als blinden Gehorsam betrachte, sondern den Blick auf die erforderliche Selbstdisziplin lenke. Selbstdisziplin ist der Schlüssel hinter jedem Erfolg in unserem Leben. Daher ist ein großes Maß an Disziplin in meinen Augen als etwas Positives zu werten. Je nachdem, in welchem Bereich man erfolgreich sein möchte, spielt Talent sicherlich auch eine Rolle, aber ohne Selbstdisziplin läuft es einfach nicht.

Wenn ich an unsere Wohnungen und unser Zuhause denke, dann brauchen wir sicherlich kein besonderes Talent, um ein Fenster zu öffnen. Jedoch bedarf es einer großen Portion an Disziplin, dies regelmäßig zu tun. Voraussetzung für dieses Handeln wäre die Gewissheit, dass wir verstanden haben, warum wir etwas tun. Wenn wir für unser Tun und Handeln Selbstverantwortung übernehmen wollen, geht das nicht ohne Selbstdisziplin. Das bedeutet:

Das zu tun, was zu tun ist, in dem Moment, in dem es zu tun ist.

Das Problem besteht jedoch darin, dass wir uns gar nicht bewusst machen, was in welchem Moment zu tun ist. Wir realisieren unsere Fehler erst, wenn es zu spät ist, jammern und zeigen mit dem Finger auf andere. Im weiteren Verlauf kommen noch einige Beispiele, die mit Disziplin in Verbindung zu bringen sind. In allen Bereichen kollidiert die erforderliche Disziplin mit geänderten Lebensgewohnheiten und mit einer erforderlichen Portion Eigenverantwortung.

Disziplin heißt übersetzt »die Einhaltung von bestimmten Regeln, aber auch das Beherrschen des eigenen Willens, um etwas zu erreichen«. Wenn es also bestimmte Regeln für ein gesundes Wohnverhalten gibt, bedarf es der Disziplin, diese auch umzusetzen.

Immer wieder kommt es vor, dass ich eine Wohnung betrete, in der ein großer, deutlich sichtbarer Schimmelschaden vorhanden ist. Ein solcher Schaden entsteht nicht über Nacht, folglich leben die Bewohner schon längere Zeit mit der Erkenntnis, dass etwas nicht stimmt. Nicht selten dauert es zwischen dem Realisieren des Schimmelbefalls und dem Entschluss, etwas zu ändern, mehrere Jahre. Es besteht demnach ein großer Unterschied zwischen der Erkenntnis, dass ein Problem vorhanden ist, und der Aktivität, etwas nachhaltig zu verändern.

Eigenverantwortung und Selbstdisziplin sind entsprechend zwei gute Eigenschaften im Kampf gegen den Schimmelbefall.

Die Gefahr der Quietsche-Ente

Schimmel hat in Wohnräumen nichts zu suchen

Schimmelwachstum hat in unseren Wohnungen nichts zu suchen und muss als Gesundheitsrisiko betrachtet werden. Bevölkerungsbezogene Studien haben gezeigt, dass Menschen, die in Innenräumen Schimmelpilzen ausgesetzt waren, einem erhöhten Risiko für verschiedene Atemwegserkrankungen unterliegen. Sie begünstigen die Entwicklung von Asthma, Atemwegsinfektionen oder Symptomen wie Husten, keuchende Atemgeräusche bis hin zu Atemnot. Dabei ist zu berücksichtigen, dass allein eine länger andauernde Feuchtigkeit in Wohnräumen ebenfalls zu Erkrankungen der Atemwegsorgane führen kann. Fakt ist, dass Räume, die länger oder andauernd feucht sind, mit einer sehr hohen Wahrscheinlichkeit auch mit Schimmelschäden belastet sind. Sofern sie nicht offen sichtbar sind, verstecken sie sich einfach und stellen somit ein nicht wahrnehmbares Risiko dar.

»Die Feststellung einer Schimmelquelle im Innenraum darf nicht mit einer akuten Gesundheitsgefährdung der Raumnutzer gleichgesetzt werden. Das Ausmaß eines Gesundheitsrisikos durch Schimmel in Innenräumen ist zum einen abhängig von der Empfindlichkeit und Exposition der Raumnutzer und zum anderen von Art und Ausmaß des Schadens und kann im Einzelfall aufgrund fehlender wissenschaftlicher Daten u. a. zur Exposition-Wirkungsbeziehung meist nicht genau quantifiziert werden.«

So steht es im Schimmelpilz-Leitfaden des Umweltbundesamtes. Es bedeutet so viel wie: Schimmelpilze können toxisch wirken, müssen es aber nicht, sie können allergene Reaktionen hervorrufen, müssen es aber nicht. Bei Schimmelbefall gilt daher das Vorsorgeprinzip: Es gilt, Schimmelbefall zu minimieren und gesundheitsschädliche Expositionen auf den Menschen zu verringern. Dass wir überhaupt keine Schimmelsporen aufnehmen, lässt sich nicht vermeiden, da sie ja ein natürlicher Bestandteil unserer Umwelt sind. Es gilt daher, die Konzentration in unseren Wohnräumen so gering wie möglich zu halten. Also, alles was schimmelt, muss raus. Das Ausmaß der Gefahr ist dabei abhängig von der Größe des Befalls und von der Empfindlichkeit des Raumnutzers.

In der Regel kann man sagen: Je kleiner der Schimmelbefall ist, desto geringer ist die Gefahr. An dieser Stelle möchte ich jedoch darauf hinweisen, dass es nicht die Aufgabe eines Bausachverständigen ist, die gesundheitliche Beeinträchtigung für den Bewohner festzustellen bzw. herauszuarbeiten. Dieses komplexe Thema darf gerne aus medizinischer Sicht betrachtet und gelöst werden. Wenn Sie an einer Krankheit leiden, durch die auch Ihr Immunsystem angegriffen und geschwächt sein könnte, dann sollten Sie sehr vorsichtig und alarmiert sein, wenn Sie sich in Innenräumen aufhalten, die von Schimmelbefall betroffen sind. Denn es bestehen Anzeichen dafür, dass Sie sich einem zusätzlichen Risiko für Ihre Gesundheit aussetzen. Besonders, wenn Sie mit Erkrankungen zu tun haben, die mit Ihren Atemwegen zu tun haben, mit Ihrem Stoffwechsel oder wenn das körpereigene Abwehrsystem künstlich herabgesetzt wurde. Zusammenfassend kann man sagen, dass dauerhaft feuchte Räume allein krank machen können und dass auftretender Schimmel, besonders bei Menschen mit einem geschwächten Immunsystem, eine potenzielle Gefahr birgt. Schimmelbefall kann auf den Menschen unterschiedliche gesundheitliche Wirkungen haben. Allergische, reizende Wirkungen und Infektionen sind bei einem Vorkommen hinsichtlich der Befallsgröße, der Feuchtigkeit und der Schimmelpilzart zu bewerten. Während Allergene und reizende Wirkungen von einer Vielzahl an lebenden und auch abgestorbenen Schimmelpilzen ausgehen können, sind Infektionen auf eine geringe Anzahl von Schimmelpilzarten beschränkt.

Schimmelpilze führen immer wieder zu allergischen Reaktionen und können für eine verstärkte Empfindlichkeit gegenüber einwirkenden Reize verantwortlich sein. . Das können Hausstaub oder Pollen jedoch auch. Dies ist durch das Einatmen von Schimmelsporen und Mycelbruchstücken möglich. Sie gelangen auf die gleiche Art und Weise wie der Hausstaub oder die Gräserpollen in unseren Körper. Die Symptome sind bei allen drei genannten Allergien gleich. Daher ist es sehr schwer, sie zu unterscheiden. Nicht jeder Allergietest führt zu dem gewünschten Ergebnis. Wenn in einem Allergietest keinerlei Innenraum-Schimmelpilze erfasst und ausgewertet werden, ist ein Rückschluss auf eine Innenraumbelastung auch nicht möglich. Der Test ist demnach überflüssig bzw. ohne eine entsprechende Aussage. Weiterhin werden dabei auch keine Einzelallergene getestet. Durch das Bilden von Allergenkombinationen können bei unterschiedlichen Herstellern eines Tests auch abweichende Ergebnisse herauskommen. Wie auch der »Schimmelleitfaden« des Bundesumweltamts belegt, hat das Landesgesundheitsamt Baden-Württemberg[9] eine Untersuchung an 490 Schulkindern durchgeführt. Diese sollte zeigen, wie viele Kinder eine Sensibilisierung gegenüber Schimmelpilzen entwickelt haben. Das interessante Ergebnis zeigte, dass eine Sensibilisierung gegen Schimmelpilze bei 3,7 Prozent der Schulkinder vorhanden war, die hauptsächlich in unserer Außenluft vorhanden sind (Cladosporium herbarum, Aspergillus fumigatus, Alternaria alternata). Gegen die maßgeblichen Schimmelpilze im Innenraum war die Sensibilisierungsrate um einiges geringer. Sie lag bei 0,2 Prozent bei Aspergillus versicolor und bei 1,2 Prozent bei Penicillium chrysogenum. Aufgrund der Tatsache, dass Schimmelsporen immer in unserer Außenluft vorhanden sind, ist es fast unmöglich, eine bestehende Allergie einem bestehenden Schimmelbefall in einem Wohnraum direkt zuzuordnen.

Reizende und toxische Wirkungen von Schimmelpilzen werden von den Bioaerosolen hervorgerufen. Die Schimmelpilze bilden beim Verrichten ihrer Arbeit Stoffwechselprodukte, die ebenfalls an die Umgebung abgegeben werden. Die MVOCs (Microbial Volatile Organic Compounds) sind die Stoffwechselprodukte, die wir alle schon einmal wahrgenommen haben. Sie sind für den charakteristischen Schimmelpilzgeruch verantwortlich. Nebenbei erwähnt: Ein Schimmelbefall muss nicht immer nach modrigem Keller oder stinkenden Füßen riechen, es gibt auch welche, die beispielsweise den Duft von Schokolade besitzen. Des Weiteren können auch Bakterien MVOC's bilden. Bakterien sind wie Schimmelpilze als Lebewesen zu bezeichnen. Sie können ebenfalls selber Nachwuchs produzieren und haben einen eigenen Stoffwechsel. Ein fester Bestandteil in der Bakterienzelle sind die Endotoxine. Auch Endotoxine können verschiedene toxische Wirkungen auf unseren Organismus entfalten. Am häufigsten sind Bindehaut-, Schleimhautentzündungen oder direkte Entzündunsreaktionen auf der Haut als Symptom feststellbar. In hoher Konzentration in Innenräumen sind demnach gereizte Schleimhäute beispielsweise eine Folge der giftigen Wirkung der Endotoxine. Eine hohe Belastung der Raumluft lässt immer auf ein schlechtes Raumklima schließen und ein regelmäßiger Luftaustausch wirkt in solchen Fällen wahre Wunder.

Die Mykotoxine sind wie die MVOCs ein Stoffwechselprodukt der Schimmelpilze. Bisher konnten man in Innenräume noch keine so hohe Konzentrationen einer Mykotoxinbelastung messen, die eine entsprechende toxische Wirkung hervorrufen könnte. Daher treten die auf den Menschen giftig einwirkende Stoffe in einer so hohen Konzentration meistens dort auf, wo Arbeitsplätze besonders belastet sind oder wo Anlagen in ihrem technischen Ablauf diese Konzentration begünstigen. Stellen sie sich einmal eine Sortieranlage vor, die der Mülltrennung dient. Trotz aller technischen Möglichkeiten wird ein Teil des Abfalls noch von Hand sortiert. Aufgrund der unterschiedlichen Verschmutzungen im Müll, befinden sich dort immer hohe Konzentrationen von Schimmelsporen. Die Arbeiter die in diesem Bereich ihrem Job nachgehen, sind von daher einer entsprechend hohen Schimmelbelastung ausgesetzt. Solche Belastungen am Arbeitsplatz sind überall dort anzutreffen, wo es fault, gammelt, schön feucht und warm ist. Von solch hohen Belastungen und Konzentrationen von Mykotoxinen ist in unseren Wohnungen erst einmal nicht auszugehen. Eine direkte Infektion durch einen Schimmelpilz und eine dadurch verursachte Schimmelmykose kommen nur selten vor. Sollte dennoch ein solcher Fall mal möglich sein, betrifft es immer einen Menschen, dessen Immunsystem nicht intakt ist. .

Wie gesagt: Bei Schimmelbefall gilt das Vorsorgeprinzip. Bewohner und Hausbesitzer sollten dabei beide am gleichen Strang ziehen und alles dafür tun, um einen bestehenden Schimmelbefall zu beseitigen und darüber hinaus auch neues Schimmelwachstum zu unterbinden. Über einen längeren Zeitraum belastet Schimmel unsere Gesundheit und beeinflusst die Entwicklung unserer Kinder negativ. Schwierig bis unmöglich wird es, eine bestehende Sensibilisierung auf Schimmelsporen einem bestimmten Schaden zuzuordnen.

Ich bin mir bewusst, dass dies keine klaren Aussagen sind. Der eine oder andere hätte sicherlich gerne gehört, wie gefährlich Schimmelpilze generell einzustufen sind oder im Gegensatz dazu wie harmlos ein Befall zu bewerten ist. Letztendlich ist es beim Schimmel wie beim Gift: Die Dosis macht die Wirkung. Wie hoch die Schimmelpilzkonzentration in unseren Wohnräumen ist, lässt sich nur mit einer Luftkeimmessung nachweisen. Was wir auf jeden Fall selbst in der Hand haben, ist die Möglichkeit, Schimmelpilzquellen im Haus zu vermeiden.

Ein weiterer Faktor beim Thema Gesundheit ist unser körpereigenes Abwehrsystem. Unser Immunsystem ist ein biologisches Abwehrsystem, das in der Lage ist, eingedrungene Mikroorganismen, fremde Substanzen und fehlerhaft gewordene Zellen zu zerstören. Das Immunsystem hat demnach eine äußerst große Bedeutung für die eigene körperliche Unversehrtheit. Wenn Mikroorganismen, wie z. B. Viren, Bakterien oder Pilze, in unseren Körper eindringen, kann dies zu Funktionsstörungen und Krankheiten führen, wenn diese Mikroorganismen nicht durch unser eigenes Abwehrsystem zerstört werden. Ein gesundes Immunsystem ist daher von größter Bedeutung. Leider können sich in dieses biologische System Fehler einschleichen, die zu Störungen oder zum Erliegen des Immunsystems führen. So manche Lebensweise ist nicht unbedingt förderlich für unser Immunsystem. Durch Rauchen und Alkohol wird unser Immunsystem belastet und für die wirklich großen Aufgaben sind dadurch die vorhandenen Ressourcen deutlich eingeschränkt. Depressive Störungen und Stress belasten ebenfalls unser Immunsystem.

Positiv macht sich dagegen eine ausgewogene und gesunde Ernährung bemerkbar. Die Versorgung von unserem Organismus mit ausreichend Mineralien, Vitaminen und Vitalstoffen ist als Grundlage für ein gutes Immunsystem anzusehen. Auch Bewegung und Meditation wirken positiv auf das Immunsystem. Wer noch das i-Tüpfelchen setzen möchte, der sorgt für ausreichend Schlaf, aber ohne Schimmelbefall im Schlafzimmer.

Mit einem guten Immunsystem sind wir gegen einige Krankheiten und auch gegen Schimmelsporen gut gewappnet.

Die Baguette-Studie

Die Baguette-Studie erschütterte Frankreich. Eine Studie des Magazins »60 millions de consommateurs«, das vergleichbar mit der Stiftung Warentest ist, hat in Frankreich Baguettes und andere Brote untersucht. Dabei wurden die Backwaren von traditionellen Bäckern sowie von Supermarktketten getestet. Insgesamt sind 65 Proben entnommen worden. Das Ergebnis war ein Schock für alle Verbraucherinnen und Verbraucher, denn jedes zweite getestete Baguette wies Schimmelpilze und Pestizide auf. Nachweislich wurden Mykotoxine festgestellt, die aus Stoffwechselprodukten von Schimmelpilzen stammten. Teilweise wurden auch endokrine Disruptoren festgestellt. Das sind Stoffe, die bereits in kleinsten Mengen, wenn sie in den Körper gelangen, durch Veränderungen des Hormonsystems zu Beeinträchtigungen der Gesundheit führen[10].

Ohne es zu bemerken, schleicht sich der Schimmel auch auf anderen Wegen in unseren Organismus.

Nach dieser Erkenntnis müsste halb Frankreich aufgrund der hohen Mykotoxinbelastung dahingerafft sein. Es sei denn, die gefundenen Schimmelpilze fügen dem menschlichen Organismus keinen Schaden zu. Paracelsus hat schon gesagt: »Nur die Dosis macht das Gift.« Wichtig ist demnach nicht die Tatsache, dass Schimmelsporen gefunden werden, sondern wie viele Sporen wir unbemerkt aufnehmen. Ein weiterer entscheidender Faktor ist unser eigenes Immunsystem. Je besser unsere Körperabwehrkräfte ausgebildet sind, desto schlechter stehen die Chancen für den Schimmel. Unser Abwehrsystem stelle ich mir immer wie eine große Mannschaft vor. Das Abwehrkräfte-Team ist komplett eingespielt und steht zur Verteidigung gegen Gefahr bereit. Leider gibt es da einiges, womit sich unser Team den ganzen Tag beschäftigen muss und so von seiner eigentlichen Aufgabe abgelenkt wird. Nehmen wir als Beispiel das Rauchen.

Rauchen belastet unsere Gesundheit und ein Teil des Teams muss sich jetzt intensiv um das Nikotin kümmern, das unseren Körper belastet. Stress wirkt ebenfalls negativ auf unseren Körper und wieder wird ein Teil der Mannschaft abkommandiert. Zu wenig Bewegung und eine ungesunde Ernährung belasten zusätzlich unser Immunsystem. Über regelmäßigen Alkoholkonsum müssen wir gar nicht sprechen, denn auch dieser belastet das Team und sorgt für Ablenkung. Das Team, das Krankheiten und auch Schimmelsporen bekämpfen soll, wenn sie in unseren Körper gelangen, kann unter Umständen schon so beschäftigt sein, dass zur Abwehr von belastenden Stoffen keiner oder nur zu wenige des Teams übrig sind, um einen Schaden abzuwehren. Das Geheimnis liegt demnach in einem guten und starken Immunsystem und der Einsicht, es nicht zu sehr mit anderen Dingen zu belasten. Ein gutes Immunsystem ist durch nichts zu ersetzen. Daher sollten wir es nicht außer Acht lassen und ein wenig pflegen.

Jeder hat das Recht auf seinen eigenen Dreck

Mein Alltag besteht darin, dass ich von Menschen gerufen werde, die ein Schimmelproblem haben. Sie rufen, ich komme, schaue und nicht selten muss ich aufpassen, dass ich beim Betreten der Wohnung nicht dem Tourette-Syndrom verfalle. Ich muss mich teilweise sehr zurücknehmen, um nicht plötzlich heftige, lautstarke Äußerungen herauszuschreien, die den hygienischen Zustand der Wohnung wiedergeben. Einfache motorische Ticks wie Naserümpfen und Augenblinzeln reichen in diesen Momenten bei Weitem nicht aus. Am liebsten würde ich gerne richtig schlimme Schimpfwörter rufen, die ich aber aus Anstand nicht wiedergebe. Ein »Schimmel, Arsch und Zwirn!« scheint mir nur zu oft angebracht. Tief durchatmen, um mich in dieser Situation etwas zu beruhigen, ist keine Lösung. Die Luft ist stickig und es riecht. Wohlgemerkt, ich stehe im Flur der Wohnung und habe erst wenige Schritte hinter mich gebracht. Die Anzahl der Haare, die ich auf den ersten Blick in der Wohnung. Direkt hinter der Eingangstür liegt ein zusammengeknülltes Handtuch im Flur. Es ist schmutzig und liegt zusammengeknüllt auf dem Boden. Meine logische Schlussfolgerung: Hier gibt es einen Hund. Millisekunden darauf begrüßt mich schwanzwedelnd der vierbeinige Freund des Menschen. Nach einem kurzen, aber innigen Hundeknuddeln setze ich meine Aufgabe fort und schaue mich weiter in der Wohnung um. Vor der Badezimmertür ist ein Staubsaugerroboter zum Erliegen gekommen. Mich durchzuckt aufgrund des Zustandes der Wohnung der Gedanke, wie lange der arme, technische Geselle wohl schon an dieser Stelle liegen mag. Ist er an Überlastung gestorben oder hat er den aussichtslosen Kampf einfach aufgegeben? Reicht solch ein saugender Robocop aus, um einen hygienischen Grundzustand in einer (dieser) Wohnung zu gewährleisten? Mein Blick richtet sich aufgrund der Luftverhältnisse auf die Fenster. Ich könnte keines der Fenster aufreißen, um meinen Drang nach Frischluft zu stillen. Die Fensterbänke sind vollgestellt. Teilweise sind sie so zugeräumt, dass man ein Umzugsunternehmen beauftragen müsste, um beim Freiräumen der Fenster unterstützend tätig zu werden. Mein Blick verunsichert die Bewohner und ich höre ihre Äußerungen: »Wir lüften immer, mehrmals am Tag. Da legen wir schon Wert darauf!« Ich lasse das unkommentiert verhallen, denn ich bin auf der Suche nach dem Schimmelbefall. Im Wohnzimmer liegt eine Matratze auf dem Boden, das signalisiert den Auszug aus dem Schlafzimmer. Mit einem schlimmen Schimmel möchte ja schließlich keiner schlafen. Aber außer der Matratze sehe ich noch andere Dinge. Auf dem Wohnzimmertisch stehen unzählige Gläser und Teller. Alle sind gebraucht und zum Teil auch noch halb gefüllt. Die angetrockneten Essensreste auf den Tellern verraten, dass sie schon eine ganze Weile hier stehen. Mein Weg führt mich direkt zur Küche, aber nicht, weil ich das Geschirr wegräumen möchte. In der Küche erwartet mich ein weit größeres Chaos, als der bisherige Zustand der Wohnung vermuten lässt. Offene Töpfe und Schüsseln mit Lebensmittelresten gammeln fröhlich vor sich hin. Die Arbeitsplatte der Einbauküche ist vollständig verdreckt und mit bloßem Auge kann man die Gefahr erkennen, dass man beim Anfassen der Arbeitsplatte für immer kleben bleiben kann. Das flüchtige »Entschuldigung, ich hatte noch keine Zeit zum Aufräumen« nehme ich nur undeutlich wahr. Während ich meinen Gang durch die Wohnung fortsetze, werden in der Küche erste Maßnahmen zur Schimmelbeseitigung getroffen. Die vergammelten Inhalte werden aus den Töpfen und Schüsseln gekratzt und finden ihren Weg in den Mülleimer. Jetzt ist der Schimmel weg. Im Schlafzimmer komme ich endlich an den Tatort des Geschehens. An der vollständig zugestellten Außenecke ist es im Anschluss zum Boden aufgrund von Kondensatfeuchtigkeit zu einem mikrobiologischen Befall gekommen. Wir haben Schimmel an der Wand. Das ist eklig. Sofort werde ich mit Fragen bombardiert, wie etwa: »Ist das gesundheitsgefährdend?« Danach kommt meistens der Hinweis, dass man schon seit längerer Zeit so einen trockenen Husten habe und dass der Schimmel bereits die Gesundheit beeinträchtigt habe. Da ist sie wieder, diese Bequemlichkeit, die mit ihrer vollen Härte zugeschlagen hat. Schimmel hat auch immer etwas mit den hygienischen Grundbedingungen zu tun und manchmal ist der flapsige Spruch »Putzen hilft!« gar nicht so verkehrt. Während meine Gedanken noch beim Thema Putzen sind, werde ich von den Bewohnern darüber aufgeklärt, dass der Mieterverein sie bereits darüber informiert habe, dass sie hinsichtlich der Lüftung kein detailliertes Fachwissen besitzen müssen. Dies könne man von einem »normalen« Mieter nicht verlangen. Mir stellt sich in diesem Moment die Frage, ob ich von einem normalen Mieter denn verlangen kann, dass er seine Wohnung nicht nur einmal putzt, sondern dass er eine gewisse Sauberkeit an den Tag legen sollte. Weiterhin bekomme ich von ihnen erzählt, dass sie für den Schimmel ja gar nicht verantwortlich sein könnten, denn sie sind ja erst im Sommer eingezogen und wohnen erst seit fünf Monaten in der Wohnung. Danke für diesen Hinweis, denn jetzt weiß ich auch, wann zum letzten Mal in dieser Wohnung geputzt wurde. Neben der bekannten Betriebsblindheit, die es einem nicht ermöglicht, Arbeitsabläufe und Prozesse im eigenen Betrieb zu erkennen und zu analysieren, sowie der Textilblindheit, einem Phänomen, das sehr häufig bei Frauen anzutreffen ist, wenn sie einen ganzen Kleiderschrank voll mit nichts anzuziehen haben, muss es auch noch so etwas wie Wohnungsblindheit geben. Anders kann ich mir einen solchen Zustand nicht erklären. Es muss tatsächlich so sein, dass die Bewohner ihre eigene Wohnung mit anderen Augen sehen. Zumindest sehen sie ihre Wohnung nicht mit meinen Augen.

Zurück zum Schimmelbefall im Schlafzimmer: Mittlerweile habe ich meine Messgeräte ausgepackt, um die Klimabedingungen aufzunehmen. Lufttemperatur 21,5 °C, bei einer relativen Luftfeuchtigkeit von 65 Prozent. Da mein Besuch spätnachmittags stattfand und die Bewohner nach eigenen Angaben den ganzen Tag nicht zu Hause waren, ist für mich klar, dass die relative Luftfeuchtigkeit nachts und in den Morgenstunden auch locker über 70 Prozent beträgt. Dann ist eine Wandoberfläche mit einer Temperatur von 13,1 °C chancenlos. Da ist die Bauphysik gnadenlos. Die mit Feuchtigkeit angereicherte Raumluft kühlt an den Bauteiloberflächen ab. In dem Moment muss die Raumluft Wasser abgeben (zur Erinnerung: Warme Luft kann viel Wasser aufnehmen und kalte Luft nur wenig). Also, die Luft kühlt ab und das Wasser befindet sich dann auf der Wand. Die Schimmelsporen werden z. B. aus der Schimmelbrutstätte in der Küche geliefert und der Schimmel kann sich dann in seiner ganzen Pracht entfalten. Trotzdem noch einmal ein paar Anmerkungen zu den Außenecken und zu einem Wohnverhalten, das heutzutage öfters anzutreffen ist. Der Schimmel ist an der Außenecke im Anschluss zum Boden entstanden. Verstärkt wurde es dadurch, dass die Außenecke zugestellt war. Tüten, Taschen, Kartons und vieles mehr finden in solchen Ecken und auf den Schränken ihren Platz. Die Wandflächen sind fast vollständig zugeräumt und hindern so die Raumtemperatur, die Oberflächen der Außenwände zu erwärmen. Gleichzeitig kommt aber die warme feuchte Raumluft an die kühlere Außenwand und kondensiert. Das Ergebnis – Schimmel.

Hmm, bei meiner Oma stand eigentlich nichts in den Ecken und die Schränke wurden auch nicht als Lagerfläche genutzt, aber das sei nur am Rande erwähnt.

In Bezug auf unsere Wohnungen gibt es einiges, was wir an Verordnungen usw. erfüllen und gewährleisten müssen. In Bezug auf die Nutzer einer Wohneinheit gibt es da keinerlei Vorschriften oder ernst zu nehmende Hinweise. Jeder kann das machen, was er will. Ich sage dazu: »Jeder hat das Recht auf seinen eigenen Dreck!« Es gibt keine Vorschrift, wie oft eine Wohnung zu saugen oder zu putzen ist. Wenn es jemand sauber mag, bitte schön, dann darf er putzen. Umgekehrt ist das genauso der Fall. Wenn jemand in seinem eigenen Dreck ersticken möchte, darf er das ebenfalls. Eine kleine Einschränkung gibt es dazu: Die gemietete Gebäudesubstanz darf dabei nicht beschädigt werden.

… und täglich grüßt das Murmeltier

Weiß E-Mailliert mit einem blauen Rand. So sah die Blechschüssel meiner Oma aus, die immer in ihrer Küche stand. Diese Schüssel wurde den ganzen Tag von einer zur anderen Ecke geräumt. Egal wo sie stand, diente sie dazu, den anfallenden Müll zu sammeln. Wobei ich an dieser Stelle deutlich sagen muss, dass in diese Schüssel nur die Essensreste sowie der, heute würde man sagen, Bio-Müll gekommen sind. Verpackungsmüll, Blechdosen oder sonstiger Abfall hielten sich in Grenzen. Abends, nach dem Abendessen, nahm meine Oma diese Blechschüssel und trug sie hinaus. Mit etwas Schwung gelangte der Inhalt direkt auf den Misthaufen. Der Rest, der sich nicht dem Kreislauf der Kompostierung angeschlossen hatte, landete in der Mülltonne. In der Wohnung meiner Oma wurde kein Müll gelagert und schon gar nicht über Nacht. Wenn ich das jetzt wieder mit unseren heutigen Gewohnheiten vergleiche, habe ich ein anderes Bild im Kopf. Der Müll landet in einer Plastiktüte, die in einem Plastikeimer steckt. Dieser Plastikeimer befindet sich meistens unter der Spüle direkt neben der Spülmaschine. Das ist der heutige Platz für unsere Küchenabfälle. Der hier deponierte Küchenmüll wird dank der Wärme der benachbarten Spülmaschine und der Feuchtigkeit durch Teebeutel und Kaffeefilter still und leise zum Leben erweckt. Dieses Plätzchen ist eine hervorragende Brutstätte für Schimmelpilze. Dazu kommt, dass dieser Mülleimer in unseren Augen ein hervorragendes und geeignetes Objekt zur »Schimmelpilzbeseitigung« ist. Wenn wir in unserem Küchenalltag etwas Verdorbenes finden, an dem der Schimmel bereits seine Freude gefunden hat, nehmen wir es mit spitzen Fingern und entsorgen es fachgerecht im Mülleimer. Als bestes Beispiel fällt mir da immer der Obstkorb im Winter ein, der mit leckeren Orangen gefüllt ist. Beim Herausnehmen aus dem Obstkorb kann es aber auch mal passieren, dass die Orange unten verschimmelt ist.

Dabei kann einem schon der Appetit vergehen und mit dem pelzigen Flaum sieht das auch nicht mehr so lecker aus. Was machen wir also mit der schimmligen Kugel? Wir nehmen das Ding und werfen es einfach in den Mülleimer. Jetzt ist der Schimmel weg, oder?

Mal ehrlich, es ist eben nicht nur der Schimmel, der sich an der Wand befindet, den wir mit kritischen Augen betrachten sollten. Vielmehr empfiehlt es sich, unsere Aufmerksamkeit darauf zu richten, was wir unbebusst tun, . Durch dieses unbewusste Handeln produzieren wir nämlich ebenfalls Schimmel, der uns belasten kann. Da sind sie wieder, diese veränderten Lebensweisen. Heute sammeln wir den Müll in unseren Wohnungen, und wenn der Mülleimer zu klein ist, wählen wir die Variante der XXL-Mülltonne. Meine Oma hat den Müll einfach jeden Tag rausgebracht.

Die Veränderungen sind in unserem Leben deutlich zu sehen, wenn wir sie denn sehen möchten. Wir sind getriggert, Gutes für uns und unsere Gesundheit zu tun. Es ist daher völlig normal, dass wir nach einem anstrengenden Arbeitstag noch mal eine Runde um den Block oder durch Wald und über die Wiese rennen müssen, weil uns unsere Fitnessuhr am Handgelenk anzeigt, dass wir zu wenig Schritte an diesem Tag zurückgelegt haben. Also Sportklamotten an und los geht's. Schnell werden etliche Kilometer abgespult und es geht einem gleich besser. Der Geschwindigkeit und Distanz sind keinerlei Grenzen gesetzt. Es wird gelaufen, was die Pumpe hergibt, und das zum Teil jeden Tag. Klasse und wirklich vorbildlich wäre diese Aktion, wenn auch einer von den Läufern den Müll mit rausnehmen würde. Aber an dieser Stelle siegt die Faulheit bzw. das Verdrängen der Notwendigkeit über den Bewegungsdrang. Gerade in Bezug auf den Müll haben wir eine andere Wahrnehmung entwickelt. Während meine Oma den Müll im Haus als störend empfunden hat, finden wir heute Fragen in den sozialen Netzwerken, wo sich der Müll im Haus am besten lagern lässt.

An dieser Stelle sollte jedem klar werden, dass Schimmelsporen, die durch die Luft fliegen, irgendwo ihren Ursprung haben. Je mehr Schimmelsporen in der Luft sind, desto größer ist die Gefahr, dass sie sich irgendwo niederlassen und bei geeignetem Nährboden und genügend Nahrung aussporen. Im heutigen Kampf gegen Schimmelpilze im Wohnraum geht es immer darum, die Schimmelpilzkonzentration in der Raumluft so gering wie möglich zu halten. Bei Luftkeimmessungen sollten Blumentöpfe und Mülleimer im Vorfeld entfernt werden, damit die Messwerte nicht beeinträchtigt oder verfälscht werden. Die Blumentöpfe stellen ebenfalls eine potenzielle Schimmelpilzquelle dar. Nicht selten findet man verschimmelte Blumenerde in den Töpfen, die die Raumluft mit Sporen belasten kann. Wer sich an der Schönheit von Pflanzen und Blumen in der Wohnung erfreuen möchte, sollte sich darüber im Klaren sein, dass diese Schönheit mit einem gewissen Aufwand und Arbeit verbunden ist. Schlecht gepflegte Pflanzen oder ungewollte Feuchtgebiete werden schnell zu einem Eldorado für Schimmelpilze. Ich möchte noch einmal zum Mülleimer zurückkommen. Wenn wir uns vor Augen halten, dass wir verschimmelte Lebensmittel, Kaffeefilter, Teebeutel und sonstige Speise- oder Lebensmittelreste im Mülleimer entsorgen, dann sollten wir uns auch bewusst machen, dass der Schimmelprozess im Mülleimer weitergeht. Mit jedem Öffnen und Schließen der Tür der Spüle, um an den Mülleimer zu kommen, entsteht ein sogenannter Pumpeffekt und wir verteilen Millionen und Milliarden von Sporen in unserer Raumluft. Im Vergleich dazu ist ein kleiner Schimmelfleck an der Wand fast als harmlos zu bezeichnen. Das soll jetzt kein Freibrief für Schimmelpilze an den Wänden sein. Wir sollten uns nur bewusst machen, dass wir heutzutage dazu übergegangen sind, unsere eigene Schimmel-Brutstation in der Küche zu hegen und zu pflegen. Die Bequemlichkeit hat bereits gegenüber den hygienischen Grundbedingungen gesiegt.

Frühjahrsputz – Hausstaub

Putzen hilft, das wusste schon meine Oma und daher gab es nach dem Winter immer einen Frühjahrsputz. Nach dem Ende der Heizperiode wurde kräftig der Putzlappen geschwungen. Nicht nur oberflächlich, sondern richtig gründlich. Dabei wurde das komplette Mobiliar von den Wänden weggerückt und dahinter richtig sauber gemacht. Wenn ich heute bei einem Ortstermin in mancher Wohnung nur mal das Sofa von der Wand abrücke, sehe ich ein Bild des Grauens. Wenn man sagt, dass Tote irgendwann zu Staub zerfallen, habe ich bei dieser Gelegenheit schon manches Massengrab gefunden. Dabei liegt es doch in der Natur des Menschen, sich nach dem Winter nach Aktivität zu sehnen. Die frische, warme Luft schreit danach, die Fenster zu öffnen, um den Muff des Winters zu vertreiben. Wenn die Natur erblüht, können wir auch unsere eigenen vier Wände zum Glänzen bringen. Praktisch ist, dass der Frühjahrsputz fast immer in die Fastenzeit fällt. Jetzt können wir nicht nur unseren Körper entschlacken, sondern auch unsere Wohnung entgiften. Alles, was im Laufe des Winters an so mancher Stelle abgerieselt ist, kann jetzt einfach abgesaugt und weggewischt werden, inklusive Milben und Schimmelsporen. So mancher Schimmelschaden, der plötzlich hinter einem Schrank entdeckt wurde, hat Jahre gebraucht, um zu einer stattlichen Größe heranzuwachsen. Auch hier sehen wir wieder die Veränderungen, die die Zeit mit sich gebracht hat. Schränke, die von Wand zu Wand und vom Boden bis zur Decke geführt sind, gab es bei meiner Oma nicht. Wenn der Schrank tatsächlich zu groß und zu schwer gewesen ist, um ihn von der Wand zu rücken, hatte meine Oma für diesen Zweck Spezialwerkzeug. Ein langer Stock mit einem runden Ende, ähnlich einem Bischofsstab mit Haaren dran. Mich hat dieses Spezialteil eher an ein Holzpferdchen erinnert und entsprechend oft bin ich damit durch die Stube geritten. Eigentlich wurde damit hinter dem Schrank abgestaubt. Staubmäuse so groß wie Tennisbälle gab es bei meiner Oma nicht. In bäuerlichen Haushalten war im Laufe des Jahres kaum Zeit für eine gründliche Reinigung. Daher kam die Gelegenheit mit dem Frühjahrsputz gerade recht, um einmal gründlich alles auf Vordermann zu bringen. Putzen ist aufgrund der Aktivität ähnlich wie Sport, daher auch gut für die Gesundheit. Man bewegt sich und hat nachher ein feines, reines und sichtbares Ergebnis. Die Betätigung ist auch noch gut für die Psyche, denn der größte Feind der Depression ist die Aktivität. Wer beim Aufräumen auch noch über die Dinge nachdenkt, die er besitzt, weiß, was er hat oder braucht. Wie gesagt, bei meiner Oma wurden viele Dinge fast automatisch erledigt. Heute sieht das etwas anders aus. Der Frühjahrsputz fällt nicht gründlicher aus und unterscheidet sich nicht von den anderen Reinigungsaktionen. Wer heute öffentlich bekundet, dass er gerne Staub saugt und sich der Pflege seiner Möbel widmet, bekommt sofort einen »Putzfimmel« bescheinigt. Gesellschaftlich ist das Putzen scheinbar schlechter gestellt. Es wird gebacken, gekocht und Gartenarbeit ist auch etwas Tolles, nur das Putzen wird argwöhnisch beäugt. Es wird als notwendiges Übel betrachtet, und wer es sich finanziell leisten kann, verteilt dieses Problem gerne auf die Schultern anderer.

Irgendwie hat jeder mental gesunde Mensch so etwas wie eine Durchschnittsordnung. Diese ist stark davon abhängig, wie wir aufgewachsen sind. Wir beginnen sehr schnell zu glauben und zu verinnerlichen, was wir gesagt bekommen, und wenn Vater oder Mutter wiederholt zu seinem Kind sagt: »Du bist unordentlich«, wird das Kind es irgendwann verinnerlicht haben und entsprechend handeln. Im Unterbewusstsein hat es sich auch schon die Ausrede dafür zurechtgelegt: »Ich bin halt unordentlich.« Da kann es sein, dass der hygienische Schlendrian anerzogen ist.

Unabhängig davon, ob man das Putzen als Passion für

sich entdeckt hat oder ob es als notwendiges Übel angesehen wird: Es schadet nicht, wenn man nach den kalten Wintertagen in so manche Ecke vordringt, um dabei gleichzeitig zu sehen, ob da etwas wächst, was da nicht hingehört. Mal ehrlich, das mit dem Putzen fällt doch erst auf, wenn nicht geputzt ist. Mein Tipp: »Putzen hilft.«

Warum Quietsche-Enten so gefährlich sind

»Quietsche-Entchen, nur mit dir ... «, so singt Ernie aus der Sesamstraße und ich bin mir sicher, dass er nicht weiß, was sich im Inneren seiner Gummiente bildet. Die knallgelbe Gummiente ist ein fester Bestandteil, wenn Kinder in der Badewanne spielen. Den schwimmenden Badepartner gibt es in unzähligen Variationen. Sie schwimmen vergnügt auf dem Wasser, und wenn man auf ihren Bauch drückt, quietschen sie lustig vor sich hin. Doch im Bauch der Ente lauert oft ein versteckter Teppich aus Bakterien und Pilzen, der durchaus kritisch zu betrachten ist. Das Wasserforschungsinstitut Eawag in Dübendorf/Zürich hat bei Untersuchungen in vier von fünf benutzten Gummienten[11] krankheitserregende Bakterien nachgewiesen. Nach der Studie arrangieren sich zwischen 5 und 75 Millionen Zellen auf einem Quadratzentimeter und selbst eine kleine Quietsche-Ente besitzt mehrere Quadratzentimeter an Fläche. Meistens sind es die Erwachsenen, die das kleine Entchen auch mal unter Wasser quietschen lassen. Jetzt quietscht es zwar nicht, aber dafür blubbert es. Wenn sich der Bauch der Ente mit Wasser gefüllt hat, funktioniert das Ding sogar als Spritzpistole. Ein feines Spielzeug. Der Haken dabei ist die Feuchtigkeit, die dabei ins Innere der Ente gelangt. Die Feuchtigkeit kommt nicht mehr aus dem kleinen Entlein raus und führt jetzt dazu, dass sich krankheitserregende Bakterien und Pilze im Inneren bilden.

Da der Schimmel stets mit Freunden und Bekannten auftritt, befinden sich auch Legionellen oder hartnäckige Krankenhauskeime im Inneren des Gummitiers. Während der kleine Schimmelbefall in der Ecke nur anwesend ist und nicht mit dem Kind in Berührung kommt, sieht das bei der Quietsche-Ente mit der Spezialfüllung etwas anders aus. Die Ente unterliegt beim Spiel im Vollkontakt, und wer kleine Kinder kennt, der weiß, dass so ein Entlein gerne auch mal so richtig abgeschlabbert wird. Während die pflichtbewussten Eltern beim kleinsten Schimmel an der Wand in Panik geraten und die Gesundheit ihrer Kinder nicht gefährden wollen, schauen sie seelenruhig zu, während die Kleinen mit der Schimmel-Ente spielen.

Letztens hat mir jemand ein Bild geschickt. Bei einem Besuch einer kleinen Familie wurde im Bad eine Armada aus Quietsche-Enten gesichtet. In Reih und Glied standen sie im Regal und waren für den nächsten Wassereinsatz bereit. Auf der Unterseite war fast jede Ente an der Gummitröte mit einem bereits sichtbaren Befall kontaminiert. Wenn der Schimmel da rauswächst, kann man sich vorstellen, wie es im Inneren aussieht. Das ist übrigens der einzige Tipp, den ich für die Benutzung der Badetierchen geben kann: immer wieder einmal gegen das Licht halten, und wenn die Ente innen fleckig wird, einfach eine neue kaufen. Denn mit einer verseuchten Gummiente sollte wirklich keiner spielen.

Das mit dem Spielen ist so eine Sache und es kommt ja schließlich auch darauf an, was man spielt. »Tod durch Dudelsack« konnte man jüngst der Presse entnehmen[12]. Wobei nicht der Dudelsack selbst seinen Besitzer umgebracht hat, sondern eher die Vielzahl der kleinen Bewohner im Inneren des Musikinstrumentes. Trockener Husten in Verbindung mit Atemnot haben einen 61-jährigen Briten über einen längeren Zeitraum gequält. Warum der Patient so litt und der Husten nicht weichen wollte, war für die Ärzte ein richtiges Problem. Laut einer Studie, die in der Zeitschrift »Thorax«

veröffentlicht wurde, waren die Beschwerden des Musikers aufgrund von Schimmelpilzen in seinem Instrument entstanden. Die vernachlässigte Pflege und Reinigung seines Musikinstrumentes haben ihn letztendlich das Leben gekostet. Herausgefunden haben die Ärzte das nur zufällig. Denn nach einer mehrmonatigen Reise ohne seinen Dudelsack ging es dem Patienten deutlich besser. Erst als er wieder zuhause war und auf dem Dudelsack spielte, verschlechterte sich sein Zustand erneut. Die Idee, den Dudelsack zu untersuchen, war ein Volltreffer. Im Inneren des Dudelsacks wurden mehrere Pilzarten entdeckt. Eine angesetzte Behandlung kam für den Musiker leider zu spät. Er verstarb an den Folgen der Pilzbelastung in seiner Lunge. In der Obduktion wurden große Risse in der Lunge festgestellt. Laut Aussage der Studie wurde dabei zum ersten Mal der Nachweis erbracht, dass solche Schädigungen der Lunge auf das konzentrierte Einatmen von Schimmelsporen aus einem Musikinstrument zurückzuführen seien.

Dies ist eine deutliche Warnung an alle Musiker eines Blasinstrumentes. Durch das Spielen des Musikinstrumentes gelangt nicht nur warme Luft ins Innere, sondern auch noch einiges an Feuchtigkeit. Profi-Musiker sind sich einig darüber, dass ein Blasinstrument gereinigt und gepflegt werden muss. Aber wie sieht das denn mit einer Kindermundharmonika aus? Die Kinderwelt ist bunt und dementsprechend werden bunte Klarinetten, Triolas und Saxophone für die musikalische Früherziehung von den Eltern ins Kinderzimmer geschleppt und man freut sich wie Bolle, wenn das Kleine hupt und trötet, was das Zeug hält. Nicht selten kommen dabei nicht nur Töne raus, sondern mancher der kleinen Tonkünstler ist in der Lage, sein Instrument dermaßen vollzusabbern, dass die Spucke ebenfalls vorne herauskommt. Im Gegensatz zu den Musikprofis, die ihr Instrument nach jedem Gebrauch reinigen, wird die Plastiktröte außen abgewischt und prophylaktisch ausgeschüttelt. Dass sich jetzt im Inneren der Plastikblasinstrumente Schimmelsporen bilden können, steht außer Frage. Fest steht ebenfalls, dass sich die lieben Kleinen die Dinger immer wieder in den Mund stecken und kräftig ein- und ausatmen. Die gute Nachricht: Nicht jede Spore bringt uns um, aber es ist sicherlich nicht im Sinne der Gesundheit und es sollte kein dauerhafter Zustand sein.

Was Milben und Schimmel gemeinsam haben

Milben so groß wie Warzenschweine gibt es leider nicht, daher bleiben die kleinen Biester oft unentdeckt. Durch die mollige Wärme unter der Bettdecke, verbunden mit einer hohen Luftfeuchtigkeit, weil wir unter der Decke ins Schwitzen geraten, gedeihen die lieben Tierchen prächtig. Das feuchtwarme Klima ist der perfekte Lebensraum und bietet ideale Bedingungen für die Milben. Die Milben wachsen aber nicht allein vor sich hin, denn die guten Bedingungen macht sich auch der Schimmel zunutze und von daher sind verschimmelte Matratzen keine Seltenheit. Allergiker haben es dabei besonders schwer, denn sowohl die Milben als auch der Schimmel können allergische Reaktionen begünstigen. Wir stecken unsere Nase direkt in die Allianz aus Milben und Schimmelpilzen, ohne dass es uns bewusst ist, und mit unserem Verhalten tun wir alles, auf dass sie wachsen und gedeihen.

Tatsächlich ist keine Matratze milbenfrei, wir können jedoch einiges dafür tun, um die Population der Tierchen und das Schimmelwachstum zu verringern. Milben mögen keine großen Temperaturschwankungen. Wenn die Matratze daher die Gelegenheit bekommt, austrocknen zu können, sammelt sich nicht so viel Feuchtigkeit an, die als Grundlage für Schimmel und Milben anzusehen ist. Nach dem Schlafen die Bettdecke von der Matratze zu nehmen und am besten am Fenster zu lüften, das lässt die Feuchtigkeit entweichen und sorgt für einen Temperaturwechsel. Es schadet auch nicht, wenn die Matratze regelmäßig ans Fenster oder auf den Balkon an die frische Luft gestellt wird. Nur feucht sollte sie dabei nicht werden. Ob wir den Aufwand betreiben wollen für ein gesundes Wohnverhalten, bleibt jedem selbst überlassen. Lohnen würde es sich auf jeden Fall. Es stellt sich daher die Frage, was größer ist, das Begehren nach einem von Schimmel und Milben befreiten Nachtlager oder die Faulheit, etwas dafür zu tun.

Sollte es schon zu spät sein und ihre Matratze schimmelt bereits, wird es Zeit für eine neue, denn die Schimmelpilzsporen könnten über die Luft in die Atemwege gelangen.

Unbewusst ist trotzdem falsch

Das Unbewusste wird in der Psychoanalyse einem Bereich der Psyche zugeschrieben, den das Bewusstsein nicht direkt erreichen kann. Der Mensch handelt im Wesentlichen auf Grundlage des Unbewussten. Das klingt äußerst kompliziert, lässt sich aber einfacher erklären. Das Unbewusste steuert viele der Dinge, die wir im Alltag tun. Wir denken nicht mehr darüber nach, sondern wir tun es einfach. Wer auf einem Stuhl sitzt und aufstehen möchte, denkt nicht darüber nach, wie er aufstehen muss. Kommt erst die Hand an die Lehne, um sich nach oben zu drücken, wird erst der rechte Fuß genommen oder war es doch der linke Fuß, der besser platziert werden muss? Nein, wir stehen einfach auf. Wir haben das schon zigtausend Mal gemacht, sodass wir uns darüber keine Gedanken mehr machen müssen. Das Unterbewusstsein übernimmt in dieser Angelegenheit die Kontrolle über unser Handeln, ohne dass wir darüber nachdenken müssen.

Erschreckend dabei ist, dass das Unterbewusstsein einen großen Teil in unserem Leben steuert. Wir leben mehr unbewusst als bewusst. Anders ausgedrückt: Wir erledigen viele Dinge in unserem Alltag, ohne dass wir darüber nachdenken.

Genau das führt manchmal zu Schimmel und zu Problemen. Ein älteres Ehepaar hat mich um Rat gebeten. In bestimmten Bereichen ihres Hauses hat sich der Schimmel eingeschlichen. Es gab Schimmel an der Außenwand im Schlafzimmer, Schimmel oberhalb der Küchenschränke, Schimmel im Bad und auch im Wohnzimmer im Bereich der Heizungsnische waren die sporigen Flecken zu sehen. Das Haus gehört dem Paar seit über 30 Jahren und so lange wohnen sie auch darin, bislang ohne Schimmel. Was ist passiert? Was hat sich verändert, dass auf einmal der Schimmel zu einem festen Bestandteil in ihrem Leben wurde? Kein Wasserschaden, keine Leckage und auch kein Wassereintritt durch einen Mangel sind als Grund für den Schimmelbefall zu finden. Die Feuchtigkeit muss von innen kommen, also nutzerseitig produziert werden.

In einem Nebensatz bekomme ich dann die unbewusste Veränderung im Leben der beiden erzählt: »So haben wir uns das Leben als Rentner nicht vorgestellt.« Der Schimmel ist also zeitgleich mit der Rente gekommen. Unbewusst sind Veränderungen mit der neuen Lebenssituation ins Haus eingezogen. Wenn früher beide den ganzen Tag auf der Arbeit waren, sind jetzt beide den ganzen Tag zu Hause. Das allein sorgt bereits für eine andere Feuchtigkeitsbelastung der Raumluft. Da sich die Veränderung aber niemand bewusst macht, kommt auch keiner auf die Idee, das Fenster einmal mehr zu öffnen. »Früher haben wir auch nur einmal am Tag gelüftet.« Ja, das war früher und da waren die beiden den ganzen Tag nicht zu Hause. Jetzt ist heute und unter den neuen Umständen macht es Sinn, das Fenster einmal mehr zu öffnen.

Diese Situation erlebe ich immer wieder. »Wir wohnen jetzt seit fünf Jahren in dieser Wohnung. Probleme haben wir aber erst seit zwei Jahren.« So etwas bekomme ich auch häufiger zu hören. Meistens frage ich dann, ob sich irgendetwas in ihrem Leben oder an ihrer Lebensweise geändert hat. Die Antwort darauf lautet immer: »Nein, wir machen immer noch alles genauso wie immer.« Bei meinem Rundgang durch die Wohnung fallen mir dann doch ein paar Kleinigkeiten auf. Die Krabbeldecke, das Kinderspielzeug – ich frage nach dem Alter der Kinder oder des Kindes. Mit dem Stolz auf den eigenen Nachwuchs in der Stimme bekomme ich als Antwort: »Zwei Jahre.« Da hat das Unterbewusstsein schon wieder mit voller Härte zugeschlagen. Es gab keine Veränderungen außer einem Neugeborenen. Die Wohnung wird nicht mehr zu zweit, sondern jetzt zu dritt bewohnt und Mami geht im Moment nicht arbeiten, sondern ist den ganzen Tag zu Hause, aber Veränderungen gab es keine. Gibt es da tatsächlich keine Veränderung oder haben wir sie uns nur nicht bewusst gemacht? Im Nachhinein sagt jeder: »Ja klar, das ist eine Veränderung, aber dadurch kann es doch nicht zu Schimmelbefall kommen.« Doch, kann es! Bei einer Schimmelbildung, die durch Feuchtigkeit durch den Bewohner entsteht, bleiben die Grundlagen der Physik bestehen. Raumtemperatur, Luftfeuchtigkeit und Oberflächentemperatur sind auch bei solchen Veränderungen zu berücksichtigen. Damit das Kleine oder die Oma nicht frieren, haben wir auf einmal 2 Grad mehr Raumtemperatur. Die Luftfeuchtigkeit ist dabei nur gering gestiegen und schon haben wir ein Problem, das sich fleckig und pelzig an den Wänden zeigt. Unbewusst verändern wir so viele Dinge, die wir nicht einmal bemerken, wenn sie sich negativ auf unser Leben auswirken.

Geerbt, gekauft oder selbst gemacht

Nicht immer macht einem das eigene Schimmelproblem zu schaffen, denn manchmal kommt man zum Schimmel wie die Jungfrau zum Kind. Man ist sich keiner Schuld bewusst, hat nichts getan und trotzdem entwickelt sich die Brut des Schimmels. Nicht immer ist ersichtlich, wie viel einer Schimmelbelastung vom Vormieter stammt, aber es ist keine Seltenheit, dass die eine oder andere Portion Schimmel vom Vorgänger übernommen wird. Das passiert jedes Mal, wenn ein vorhandener Befall nicht richtig beseitigt, sondern lediglich überstrichen oder einfach nur verdeckt wurde.

In unserem Alltag spielen bei einer Wohnungssuche viele Dinge eine wichtige Rolle. Ich denke da an die junge Frau, die sich riesig darüber gefreut hat, eine für sie erschwingliche 2-Zimmer-Wohnung zu finden. Da es ihre erste Wohnung war, freute sie sich darüber, dass vom Vermieter ein großer Einbauschrank eingebaut war. Das Geld für einen Schrank hatte sie sich so schon einmal gespart. Die Wohnung war als erste eigene Wohnung perfekt. Nur dieser komische Geruch wollte nicht weichen. Was ist das eigentlich für ein Geruch und wo kommt der her? Bingo – hinter dem Schrank war ein Schimmelfleck, der sich über die komplette Fläche ausgebreitet hatte. Von Wand zu Wand und vom Boden bis zur Decke war die Fläche tiefschwarz mit Milliarden von Sporen übersät. Aus war der Traum von der ersten eigenen Wohnung, verdrängt durch den Geruch und dem Anblick eines ekligen Schimmelbefalls. Noch schlimmer war aber die Tatsache, dass der Vermieter, der unmittelbar nach der Entdeckung informiert wurde, »Schwarzer Peter« spielen wollte. Sie habe diesen Schimmel in sein Haus geschleppt und müsse jetzt die Sanierung und natürlich auch einen neuen Schrank bezahlen. Da die junge Dame im Juni eingezogen war und erst seit vier Wochen in der Wohnung gewohnt hat, konnte sie leider nichts zu dem Schimmel beigetragen haben, weil die zusammenhängenden Faktoren einfach nicht gepasst haben. Der Schrank stand vor einer Außenwand. Wenn es dort schimmelt, muss von der Außenseite Kälte auf das Mauerwerk einwirken. Das ist im Juni in unseren Breitengraden selten der Fall. Selbst wenn in dieser Zeit gar nicht gelüftet wird, kann nicht ein solcher Schaden entstehen. In diesem Fall hat sich der Schimmel über einen relativ großen Zeitraum hinter dem Schrank gebildet, unter Umständen ist er von Mieter zu Mieter mit übergeben worden, denn gut versteckt hinter dem Einbauschrank konnte ihn niemand entdecken. Im Nachhinein hat sich herausgestellt, dass der Vormieter aufgrund eines nicht definierbaren Schimmelgeruchs gekündigt hatte. Ganz neu war das Thema für den Vermieter also nicht. Mit seinem überraschten und entsetzten Gesicht hätte er auch in jedem Laientheater die Hauptrolle übernehmen können.

Freud und Leid liegen oft nah beieinander. Gerade in der heutigen Zeit freut man sich, wenn einem bei der Wohnungssuche ein komplett renovierter Wohntraum angeboten wird. Schließlich braucht man nur noch die Möbel reinzuschleppen und schon ist man fertig und kann sich auf das Wohnen konzentrieren. Die frisch renovierte Wohnung verdeckt aber alle Hinterlassenschaften des Vorgängers. Es sind keine dunklen Ecken oder eventuell sogar sichtbare Schimmelflecken zu sehen. Das jungfräuliche Weiß erstrahlt und alles, was sich darunter verbirgt, bleibt unentdeckt. Jetzt ist detektivischer Spürsinn gefragt. Wenn es wiederholt zu Schimmelbefall kam, dann hinterlässt das seine Spuren. Angesetzte oder ausgebesserte Tapeten in den Ecken oder entlang der Sockelleisten sind meistens ein Beleg dafür, dass hier nachgearbeitet wurde. Der Grund ist meistens ein Schimmelbefall. Warum sollte man sonst in den Ecken der geometrischen Wärmebrücke, also an Stellen, an denen sich Kondensat bilden könnte, die Tapeten austauschen? Doch Vorsicht: Wenn ich so etwas sehe, heißt das nicht, dass das

Gebäude mangelhaft ist, denn ich habe ja keine Informationen darüber, was der Nutzer dazu beigetragen hat. Ich sehe nur, dass es an dieser Stelle zu Schwierigkeiten kommen kann, und bin entsprechend gewarnt.

Eine unrenovierte Wohnung ist da viel einfacher in ihrer Aussage. Gnadenlos zeigen sich der Schmutz und die Ablagerungen der letzten Jahre, dunkle Ränder an den Stellen, wo einst ein Bild hing, dunkle Ecken und vielleicht auch der eine oder andere Schimmelbefall. Jetzt kann man die Wohnung gut einschätzen. Was sich nicht einschätzen lässt, ist das Wohnverhalten der ehemaligen Nutzer. Was haben die gemacht oder wie haben die gewohnt, dass es nur zu Verschmutzung, aber nicht zu einem Schimmelbefall gekommen ist?

Solche Dinge einzuschätzen ist eine Sache für einen Profi, der auch bei einem Hauskauf an Ihrer Seite stehen sollte. Jeder, der mit dem Gedanken spielt, eine Immobilie zu erwerben, kauft eigentlich die Katze im Sack. Wobei der Sack dabei von allen Seiten gut zu besichtigen ist. Aber wie bewerte ich das, was ich sehe? Ich sage immer: »Jedes Haus ist wie ein Buch, und wer lesen gelernt hat, bekommt jedes Geheimnis verraten.«

Gerade eine ältere Immobilie hinterlässt einige Zeichen, die man deuten und auswerten kann. Ob Feuchtigkeitsflecken oder Schimmelsporen, Verschmutzungen oder Veralgung, ein Sachverständiger kann solche Erscheinungen bewerten und sagen, was dagegen zu tun ist. Nicht selten findet er auch das ein oder andere Problem, das sich sehr kostenintensiv bei einer Sanierung niederschlägt. Es ist also nur von Vorteil, wenn ich einen genauen Blick in den Sack riskiere.

Der Disziplin-Schmerz

Der Geist ist willig, nur das Fleisch ist schwach. Ganz ehrlich mit der Hand auf dem Herz: Ist unsere eigene Faulheit nicht das, was uns am meisten im Weg steht? Ich meine das jetzt nicht böse, behaupte aber, dass Menschen, die besonders erfolgreich sind, eine große Portion Disziplin aufweisen. Mit dieser Disziplin schaffen sie klare Regeln, die sie zu Gewohnheiten werden lassen. Wenn ich abnehmen möchte, schaffe ich das sicherlich nicht, wenn ich ab und zu einmal etwas an meiner Lebensweise ändere. Wenn ich einmal in der Woche Salat esse, aber sonst jeden Tag sündige, ist der Versuch schon zum Scheitern verurteilt. Mit klaren Regeln und der Disziplin, die Veränderung so lange zu machen, bis sie zur Gewohnheit geworden ist, werde ich mein Ziel schaffen. Nichts anderes machen Sportler, die in ihrer Sportart erfolgreich werden wollen. Sie werden es nur schaffen, wenn sie die nötige Disziplin für ihr Training und auch für ihre Ernährung aufbringen können. Dahinter versteckt sich eine klare Botschaft: Wer jeden Tag etwas tut, auch wenn er unter Umständen keine Lust darauf hat, wird durch diese Disziplin einen gewissen Erfolg aufweisen können.

So ist das auch beim Wohnen. Wenn ich jeden Tag die Disziplin aufbringe, nach dem Schlafen das Fenster zu öffnen, das Bettzeug ans Fenster zu hängen, nach dem Duschen die Fliesen abzutrocknen, mehrmals am Tag zu lüften (sofern zu Hause) usw., werde ich erfolgreich sein und ohne Schimmel leben können. Na klar, das ist alles mit Arbeit verbunden und dafür brauche ich ja die Disziplin, um in die Tat zu kommen. Genau hier steckt das Problem, denn es tut weh und ist unbequem, Dinge umzusetzen. Ein kleines Geheimnis ist, dass ich immer einen Schmerz ertragen muss. Welchen Schmerz ich ertrage, kann ich mir aussuchen.
Zur Verfügung stehen:

- Der Schmerz der Disziplin
- Der Schmerz des Bedauerns

Den Schmerz der Disziplin kann ich direkt in meinem Alltag jeden Tag spüren. Der Aufwand oder die Anstrengung, die sich hinter bestimmten Aufgaben verstecken, oder die Kraft, die es mich kostet, jeden Tag das Fenster zu öffnen, joggen zu gehen oder auf bestimmte Speisen zu verzichten. Das alles kann mit dem Schmerz der Disziplin in Verbindung gebracht werden. Er ist sofort und uneingeschränkt spürbar.

Der Schmerz des Bedauerns kommt viel später und schlägt dafür umso heftiger zu. Meistens erkennt man Menschen, die diesem Schmerz unterliegen, an Sätzen wie »hätte ich früher mal ... !«.

Ja was? ... Den Schmerz der Disziplin ertragen, dann würde es mir heute nicht schlecht gehen. Wenn ich gewusst hätte, dass ich mit dem Öffnen der Fenster Schimmelbefall in meiner Wohnung vermeide, ja dann hätte ich natürlich auch das Fenster geöffnet.

Hätte, hätte, Fahrradkette.

Wir brauchen jetzt nicht um den heißen Brei herumzureden, denn feststeht: Nicht jeder möchte die Disziplin aufbringen, um die richtigen Dinge zum richtigen Zeitpunkt zu tun. Wer den Schmerz der Disziplin nicht ertragen möchte, muss irgendwann dafür den Schmerz des Bedauerns aushalten. Das gilt für alle Lebensbereiche.

Jeder weiß, was gesundes Essen ist, und kann zumindest im Ansatz erklären, worum es dabei geht. Trotzdem gibt es Menschen, die eine ausgeprägte Körperfülle ihr Eigen nennen. Haben genau diese Menschen das mit der gesunden Ernährung jetzt nicht verstanden oder unterliegen sie einfach der Verlockung nach den leckeren Dingen, die leider nicht der gesunden Ernährung zuzuordnen sind?

Dasselbe gilt für Sport. Sport ist gesund. Trotzdem gibt es genügend Couch-Potatoes, die sportliche Aktivitäten nur aus dem Fernseher oder von YouTube kennen. Das Problem ist doch, dass alle, die den Schmerz der Disziplin von sich wegschubsen und sagen, das brauche ich nicht, nicht sehen, wie in diesem Moment der Schmerz des Bedauerns mit voller Wucht auf sie zukommt.

Damit wir zu einem späteren Zeitpunkt nicht den Schmerz des Bedauerns ertragen müssen, brauchen wir Disziplin und auch eine große Portion Eigenverantwortung.

Selbst ist der Mann oder die Frau.

Unter Eigenverantwortung versteht man die Bereitschaft und Verantwortlichkeit, für sein eigenes Tun und Handeln oder auch für Unterlassungen Verantwortung zu übernehmen. Anders ausgedrückt: Es schadet nicht, wenn man sich selbst an die Nase greift, bevor man die Schuld bei anderen sucht. Natürlich ist es einfacher, wenn ich die Schuld bei anderen suche. Damit verschiebe ich nicht nur die Schuldfrage, sondern ich fühle mich auch gleich viel besser, da ich jegliche Art von Fehler von mir weise. Wenn jemand etwas falsch macht, dann sind das ja wohl die anderen. Selbstreflexion heißt das Zauberwort und ist der Schlüssel aus der festgefahrenen Sichtweise. Wenn ich beginne, Selbstreflexion zu betreiben, dann finde ich bestimmt eine Menge Dinge, die ich in meinem Verhalten oder in meinem Umgang mit anderen optimieren könnte. Sollte ich bisher nur sehr sparsam geheizt haben, muss nicht zwangsläufig das Gebäude schuld an meinem Schimmelschlamassel sein. Es funktioniert aber auch aus der anderen Richtung. Wenn ich als Hausbesitzer immer nur den Mietzins einnehme und keinerlei Reparaturarbeiten und Modernisierungsarbeiten durchführe, wird der Sanierungsstau immer größer und meine Immobilie entsprechend mangelhaft. Auch Low-Budget-Sanierungen sind nur sehr kurzfristig gedacht und führen auf lange Sicht immer zu Problemen. Hier ist natürlich auch die Eigenverantwortung des Immobilienbesitzers gefragt. Wer eine Immobilie sein Eigen nennt, hat automatisch eine Vielzahl an Verpflichtungen, denen er gerecht werden sollte.

Im Winter sitzen wir in unserer Wohnung und stellen fest, dass die Fensterscheiben am unteren Rand beschlagen sind. Kondensat hat sich abgesetzt und die Scheibe ist nass. Meine Oma hatte so viel Eigenverantwortung, dass sie das Wasser abgewischt hat. Wenn ich ehrlich bin, denke ich, dass sie sich über das Thema Eigenverantwortung gar keinen Kopf gemacht hat. Sie hat diese Verantwortung einfach übernommen. Heute stehen wir da und zeigen mit dem ausgestreckten Finger erst mal auf den Besitzer der Immobilie. Es sind schließlich seine schäbigen und defekten Fenster, die mir das Problem mit der Feuchtigkeit einbringen. So funktioniert das aber nicht. Wer in einer Immobilie wohnt, muss für sein Verhalten und seinen Umgang mit der Immobilie Verantwortung übernehmen. Gleichzeitig müssen die Besitzer einer Immobilie ebenfalls mit großer Sorgfalt auf den Erhalt ihrer Liegenschaft achten.

Neben der Disziplin und der Eigenverantwortung brauchen wir Achtsamkeit. Gesundes, schimmelfreies Wohnen ist vor allem eine Frage der Einstellung und der Achtsamkeit. Damit ist jetzt nicht gemeint, dass Sie in Zukunft darauf achten müssen, was Sie alles tun, sondern es steckt die Aufforderung dahinter, darauf zu achten, was Sie genau tun. Das ist kein esoterischer Firlefanz, sondern eine Methode, einen besonderen Wahrnehmungs- und Bewusstseinszustand in meinen Wohnalltag zu integrieren.

Also beim nächsten Mal bitte darauf achten, welche Bedingungen herrschen und unter welchen Umständen die Scheibe anläuft.

Bring mir mal ›ne Flasche Bier

»Bring mir mal ‚ne Flasche Bier«, ein Satz vom ehemaligen deutschen Bundeskanzler Gerhard Schröder. Volksnah, wie unser ehemaliger Kanzler nun mal ist, forderte er bei einer Autogrammstunde eine Flasche Bier, sonst würde er streiken. Diese humorvoll gedachte Aussage unterlegte Stefan Raab mit Musik und schon war ein Song geboren, der sogar eine goldene Schallplatte einspielte. Das Bier war bestimmt schön kühl und frisch, denn warmes Bier soll zwar nierenfreundlich sein, schmeckt aber nicht.

Stellen wir dieses gut gekühlte Bier an einem warmen Sommertag auf den Tisch, dauert es nur Sekunden und von außen hat sich Wasser an der Flasche gebildet. Diese kleinen Wassertropfen suggerieren beim Anblick sofort eine besondere Frische und die Vorfreude auf einen kühlen Schluck steigert sich von Sekunde zu Sekunde. Die Flasche ist in diesem Moment nicht kaputt oder hat einen Riss. Es bildet sich lediglich Kondensat an der Glasfläche – das gleiche Kondensat, das im Winter an den Fensterscheiben hängt, mit dem kleinen Unterschied, dass das im Winter keiner appetitlich findet.

Die Physik funktioniert also auch bei einer Flasche Bier. Rein von der Theorie her könnte man sich also auch eine Wohnung trocken trinken. Die kalte Flasche aus dem Kühlschrank muss, nachdem sich die Feuchtigkeit als Kondensat an der Flasche gebildet hat, nur schnell genug nach außen gebracht werden und schon ist sie weg, die Flüssigkeit. Dann die nächste Flasche und das gleiche Prinzip von vorne. Wenn man die Flasche jeweils austrinkt, mag die Wohnung trockener werden, selbst wird man aber bestimmt zum Alkoholiker, sofern es nicht ein alkoholfreies Bier ist. Die Funktion der kalten Bierflasche ist nichts anderes als die Funktion eines Luftentfeuchters. So ein Luftentfeuchter ist ein umgedrehter Kühlschrank. Hier ist die kalte Fläche nicht im Inneren verborgen, sondern für die warme Luft frei zugänglich. Die Luft kühlt an der kalten Fläche ab, verliert das Speichervermögen von Wasser und die aus der Luft abgegebene Feuchtigkeit kondensiert und fließt in einen Behälter. Ein Luftentfeuchter entzieht der Raumluft Feuchtigkeit und das Gleiche macht eine kalte Flasche Bier auch.

Spannend wird es, wenn der Luftentfeuchter eine digitale Steuerung besitzt. Damit ist es möglich, eine gewünschte Ziel-Luftfeuchtigkeit einzustellen. Das Gerät läuft und entfeuchtet so lange, bis der gewünschte Wert erreicht ist, dann schaltet sich der Entfeuchter automatisch ab. Nimmt die Feuchtigkeit wieder zu, wird der Luftentfeuchter dank seiner intelligenten Steuerung wieder seine Funktion aufnehmen. Solche Geräte sind ideal, um hohe Feuchtelasten zu unterbinden, und werden daher sehr oft bei der Trocknung eines Wasserschadens eingesetzt. Natürlich sind die Geräte auch in Räumen einsetzbar, die generell mit einer hohen Luftfeuchtigkeit belastet sind. Kellerräume, Badezimmer, Schlafzimmer oder auch die Küche sind ideal für einen Einsatz.

Der elektrisch betriebene Luftentfeuchter saugt mit einem Ventilator die wassergetränkte Raumluft in sein Inneres. Die Luft wird dabei in einen Kühlkreislauf geführt (Verdampfer), um eine Taupunktunterschreitung herbeizuführen. Die abgekühlte Luft kondensiert, und das Wasser läuft in einen Behälter. Alternativ gibt es auch Geräte, die über einen Schlauch direkt in einen Kanal ableiten können.

Die stromlose Alternative ist das Entfeuchtungsgel bzw. -granulat oder, wie ich es gerne nenne, Katzenstreu. Die funktionsweise einer Raumentfeuchtung mittels Granulat lässt sich folgendermaßen erklären. Das Granulat besteht aus einem Material, das die Fähigkeit besitzt, Wasser aufzunehmen. Wenn also in der Raumluft vorhandene Feuchtigkeit von dem Granulat aufgenommen wird, entzieht dieser Vorgang Wasser aus der Raumluft und die Luft wird trockener. Als Granulat werden Salze oder Calciumclorid eingesetzt, die bis zum vierfachen ihres eigenen Körpergewichts an Feuchtigkeit speichern können. Das Granulat füllt sich mit Wasser und löst sich auf. Dabei tropft das der Luft entzogene Wasser in einen Auffangbehälter. Der Vorgang der Feuchtigkeitsaufnahme bis hin zur Verflüssigung kann bis zu einem Monat dauern. Die Funktion der Entfeuchtungsgranulate ist nicht in Frage zu stellen, doch oft ist das Leistungsvermögen, Wasser schnell aus der Luft zu holen, bei hohen Luftfeuchtigkeiten nicht gegeben. Das Raumvolumen einer Wohnung ist für so ein Entfeuchtungsgranulat eine sehr große Aufgabe und die elektrischen Luftentfeuchter sind in ihrem Einsatz einfach effektiver. Die Entfeuchtungsmittel funktionieren aber trotzdem. Wir finden sie immer wieder, wenn uns der Postbote ein Päckchen bringt und darin etwas transportiert wurde, das empfindlich auf Feuchtigkeit reagiert. Meistens liegen dann ein paar kleine Tütchen dabei, die die Feuchtigkeit vom kostbaren Gut ablenken sollen.

Beide Varianten, egal ob Granulat oder elektrisch betrieben, sollten beim Entfeuchten unserer Wohnungen jedoch nur als unterstützende Maßnahme betrachtet werden. In erster Linie sollte der Griff vom Fenster bedient und das Fenster weit geöffnet werden.

Wie geht richtig lüften?

Wie geht richtiges Lüften? Das ist eine der meistgestellten Fragen, die ich zu hören bekomme. Meistens antworte ich darauf: «Woher soll ich das denn wissen?« Richtiges Lüften ist nämlich von mehreren Faktoren abhängig, die mir erst einmal nicht bekannt sind. Das wären z. B. die Außenbedingungen. Ist es windstill oder eher stürmisch? Sicherlich kann sich jeder vorstellen, dass es bei einer absoluten Windstille schwieriger ist, einen Luftwechsel zu vollziehen. Das kann dann unter Umständen etwas länger dauern. Wenn es dagegen richtig stürmt und mir unmittelbar nach dem Öffnen der Fenster bereits der Teppich aus dem Fenster weht, dann dauert der Luftwechsel nur wenige Minuten. Dann stellt sich die Frage der Temperaturen: Wie warm ist es im Innenraum und wie kalt außen? Wie wir bereits gehört haben, kann kalte Luft viel weniger Wasser in sich binden. Daher spielt der Temperaturunterschied eine der Hauptrollen beim Lüften. Auch stellt sich die Frage, wie hoch die Feuchtelast im Innenraum ist und wie sie sich über den ganzen Tag verteilt. Bei so vielen Fragen und unterschiedlichen Szenarien kann die Antwort nicht »täglich fünf Minuten« sein. So pauschal lässt sich leider keine Antwort finden.

Wenn wir das Fenster zum Lüften öffnen, dann wollen wir alle dasselbe, und zwar einen vollständigen Luftaustausch. Das bedeutet, jeder Kubikmeter der Innenraumluft muss gegen einen Kubikmeter der Außenluft ausgetauscht werden. Ich betone und meine auch wirklich jeden Kubikmeter. Das bedeutet, dass in allen Räumen das Fenster geöffnet wird und nicht nur im Bad oder Schlafzimmer. Gehen wir von einer Wohnung mit einer Größe von 75 m2 aus. Bei einer Höhe von 2,5 m ergibt sich ein Volumen von 187,5 Kubikmetern. Jetzt stellen wir uns weiter vor, dass wir jeden einzelnen Kubikmeter Luft persönlich nach außen tragen und von dort einen Kubikmeter frische Luft nach innen bringen. Das klingt nach Arbeit und die schnellen Kopfrechner und Mathe-Genies haben es schon ausgerechnet, man muss 188 Mal laufen, bis der Luftwechsel komplett vollzogen ist. Es bleibt nichts anderes übrig, aber wenn ich einen vollständigen Luftaustausch möchte, muss ich den Weg dazu in Kauf nehmen. Wenn ich jetzt z. B. der bequemeren und schnelleren Fraktion angehöre und beispielsweise nur 50 Mal laufe, wird recht deutlich, dass das nicht reicht. Der Luftwechsel ist zu gering. Es erfolgt kein vollständiger Austausch der Luft und es verbleibt eine gewisse Restfeuchtigkeit in der Wohnung. Dann gibt es auch noch die Übereifrigen. Sie möchten es immer besonders gut und besonders ordentlich machen. Daher laufen sie jetzt 250 Mal. Getreu dem Motto: Viel hilft viel. Das Problem dabei ist, dass ab dem 189. Mal nichts mehr passiert. Der Luftwechsel ist vollzogen und alles, was darüber hinaus passiert, ist nur der Austausch von frischer Luft gegen frische Luft. An diesem bildlichen Beispiel ist recht deutlich zu erkennen: Zu wenig lüften bringt nichts und zu viel bzw. zu langes Lüften bringt ebenfalls nichts.

Jetzt müssen wir noch der Tatsache ins Auge sehen, dass sich die Feuchtigkeit in unseren Wohnungen über den gesamten Tag verteilt. Daher reicht es nicht, wenn wir nur einmal am Tag lüften. Die Rennerei muss, bildlich gesprochen, mehrmals am Tag stattfinden. Wie oft das sein muss, richtet sich nach der Luftfeuchtigkeit und nach unseren Gewohnheiten. Die Feuchtigkeit, die wir produzieren, sollte unmittelbar nach dem Entstehen direkt abgeführt werden. Das bedeutet, dass ich z. B. nach dem Kochen, Bügeln oder nach der sportlichen Einheit in meinen vier Wänden das Fenster öffnen sollte, um die entstandene Feuchtigkeit direkt nach außen zu leiten. Vielleicht an dieser Stelle der kleine Hinweis, dass die Kippstellung eines Fensters generell nicht zum Lüften geeignet ist. Wer lüften will, muss das Fenster ganz aufmachen. Was ganz leicht klingt, scheint manchmal trotzdem sehr schwer zu sein. Da gibt es Fenster, die vom Mobiliar so zugestellt sind, dass sie nur einen Spaltbreit zu öffnen sind, und es gibt auch die Experten, die zwar das Fenster ganz öffnen, jedoch dabei den Rollladen geschlossen halten. Daher am besten noch einmal: Fenster weit öffnen und Rollladen ganz hochziehen.

Jetzt haben wir noch nicht darüber gesprochen, wie viel Feuchtigkeit bei einem Luftwechsel nach außen abgeführt werden kann. Wie gesagt, das hängt ein wenig von den vorhandenen Randbedingungen ab. Auch wenn das Zahlenwerk etwas trocken rüberkommt, möchte ich mit folgendem Beispiel ein wenig Licht ins Dunkel bringen. Nehmen wir an, die Außenluft beträgt 2 °C bei einer relativen Luftfeuchtigkeit von 60 Prozent. Die absolute Feuchte beträgt somit 3,3 Gramm/Kubikmeter. Im Inneren herrscht eine Raumtemperatur von 20 °C mit einer relativen Luftfeuchtigkeit von 50 Prozent. Die absolute Feuchte beträgt im Inneren 8,6 Gramm/Kubikmeter. Tauschen wir jetzt die Innenluft gegen die Außenluft, führen wir 8,6 Gramm Wasser nach außen ab und holen uns 3,3 Gramm Wasser wieder nach innen. Die Differenz von 5,3 Gramm Wasser wurde dabei effektiv pro Kubikmeter aus der Wohnung entfernt. 5,3 Gramm Wasser ' 187,5 Kubikmeter ergibt eine abgeführte Feuchtelast von 993,75 Gramm. Das ist fast ein ganzer Liter Wasser, der da durch das Fenster entweicht. Da wir aber über den Tag verteilt mehrere Liter Wasser produzieren, reicht es nicht aus, das Fenster nur einmal zu öffnen. Die trockene Luft kann in unseren Innenräumen die vorhandene Feuchtigkeit aus Polstern, Stoffen, Möbel oder Matratzen aufnehmen und somit steigt die Luftfeuchtigkeit wieder an – bis zum nächsten Luftwechsel. Dann wird wieder der Luftaustausch vollzogen und wir tauschen viel gegen wenig Wasser. Wichtig ist, dass zwischen den Lüftungsintervallen etwas Zeit liegt, damit die Feuchtigkeit von der Luft aufgenommen werden kann. Das Geheimnis des Lüftens liegt daher nicht in der Länge des Lüftungszeitraums, sondern in der Vielzahl der Wiederholungen.

Die Frage, ob durch das Ausatmen so viel Feuchtigkeit entsteht, dass es in einem Wohnraum zu Problemen kommen kann, hängt von mehreren Faktoren ab. Sehr gerne verweise ich an dieser Stelle auf die Winterzeit. Gerade beim Skifahren erlebe ich es selbst immer wieder. Es ist bitterkalt und deshalb mummeln wir uns beim Skifahren richtig warm ein. Der Schal wird über die Nase gezogen, damit das Nasenspitzchen nicht friert, und dann geht es ab auf die Piste. Bereits nach wenigen Schwüngen bzw. nach wenigen Atemzügen ist es so weit. Durch das Ausatmen von feuchter, warmer Luft kondensiert der Atem im kalten Schal, und je länger man die Nase hinter dem Schal versteckt, umso mehr Feuchtigkeit sammelt sich im Schal. Der Schal wird nicht nur feucht, er wird richtig nass. Mit der Feuchtigkeit kommt die Kälte hinzu. Feuchte Materialien verlieren ihre wärmedämmende Eigenschaft. Es wird demnach kälter, und wenn es noch kälter wird, kann die Feuchtigkeit der warmen Luft umso besser kondensieren. Noch ein wesentlicher Faktor kommt hinzu: Der Schal befindet sich unmittelbar vor Nase und Mund. Es ist demnach ein recht geringes Raumvolumen vorhanden, das die ausgeatmete Feuchtigkeit nicht aufnehmen kann. Demnach haben wir zwei wichtige Dinge, die wir im Hinterkopf behalten sollten: Je größer das Raumvolumen ist, desto besser kann Feuchtigkeit aufgenommen und verteilt werden. Feuchtigkeit in Materialien führt dazu, dass der Wärmeschutz eingeschränkt wird und manchmal komplett zum Erliegen kommt. Demnach ist es in den Augen von Frau Holle erforderlich, dass kleinere Räume öfters zu lüften sind und dass darauf geachtet werden muss, dass die Baumaterialien nicht nass und kalt sind.

Büro contra Wohnung – wie oft muss gelüftet werden?

Immer wieder hört man, dass es zu Streitigkeiten bezüglich des Themas »Lüften« kommt. In den meisten Fällen funkt es dann heftig zwischen Mietern und Vermietern bzw. der Hausverwaltung.

Einen gemeinsamen Nenner finden die beiden Parteien eher selten. Meist weist die eine Partei der anderen die Schuld zu. Wie sieht es aber aus, wenn wir den Wohnraum mit unserem Arbeitsplatz tauschen? Gibt es hier Anforderungen zum Thema »Lüften«? Die Antwort auf diese Frage ist kurz und knapp.

Ja, es gibt Vorschriften zum Thema »Lüften am Arbeitsplatz«[13].

Ich werfe einen Blick in die technischen Regeln für Arbeitsstätten und finde dort einiges zum Thema »Lüften«. Die technischen Regeln werden vom Ausschuss für Arbeitsstätten ermittelt bzw. angepasst und vom Bundesministerium für Arbeit und Soziales im gemeinsamen Ministerialblatt bekannt gegeben. Das klingt auf jeden Fall kompetent und macht mich neugierig.

Dieses technische Regelwerk ist für Arbeitsplätze in umschlossenen Räumen gültig. Von der Lagerhalle bis zum Büro ist da alles dabei. Auf die Feinheiten von Lüftungsanlagen und die Verarbeitung von gefährlichen Stoffen möchte ich jetzt nicht näher eingehen. Es gibt jedoch diesbezüglich klare Anforderungen und Vorschriften.

Mein Interesse gilt normalen Büroräumen mit normalen Menschen, auch arbeitende Bevölkerung genannt, die nicht auf eine Lüftungs- oder Klimaanlage zurückgreifen können. Wer in einem solchen Fall Frischluft haben möchte, muss zwangsläufig das Fenster öffnen. In Bezug auf das Nutzerverhalten in Wohnräumen gibt es keine festgelegten Angaben und Forderungen. Immer wieder ist zu lesen: »Es muss ausreichend gelüftet und geheizt werden«, oder: »angemessen auf die entstehende Feuchtelast« … usw. Was heißt das genau? Das technische Regelwerk zum Thema »Lüften am Arbeitsplatz« wird da wesentlich präziser und es wird so manchen erstaunen.

Schwarz auf weiß steht da: »Feuchtelasten können beispielsweise durch die Wasserdampfabgabe aus Prozessen oder der anwesenden Personen entstehen.« Weiter geht es mit: »Die einfachste Form der freien Lüftung ist die Fensterlüftung. Sie hat eine hohe Akzeptanz, falls das Öffnen der Fenster von den Beschäftigten selbst bestimmt werden kann.« Das klingt doch ganz einfach, oder?

Es folgen weitere Angaben zum freien Lüften durch das Öffnen eines Fensters. Die Fenstergröße muss ein bestimmtes Verhältnis zur Raumgröße haben und dabei wird auch noch unterschieden, ob ich einseitig lüfte oder ob eine Querlüftung möglich ist. »Unter Stoßlüftung wird der kurzzeitige (ca. drei bis zehn Minuten), intensive Luftaustausch zur Beseitigung von Lasten aus Arbeitsräumen verstanden.« Hoppla – hier geht es gar nicht allein darum, Luftfeuchtigkeit nach außen zu transportieren. Es wird von Lasten gesprochen, die beseitigt werden müssen. Mit seiner Atmung und seinen Ausdünstungen stellt der Mensch eine wesentliche Quelle von Verunreinigungen in der Innenraumluft dar. Verbrauchte Luft hat einen geringeren Anteil an Sauerstoff als frische Luft. Der steigende CO_2-Anteil macht nicht nur müde, sondern kann auch die Ursache für Kopfschmerzen sein.

Hinsichtlich der Kohlendioxidbelastung in Innenräumen gibt es sogar vom Umweltbundesamt eine öffentliche Bekanntmachung zur gesundheitlichen Bewertung. Also sind wir beim Thema Lüften gar nicht mehr allein bei Luftfeuchtigkeit und Schimmelbildung, sondern haben weitere ernst zu nehmende Punkte auf der Agenda stehen, die ebenfalls unsere Gesundheit belasten und beeinträchtigen können. Eine Stoßlüftung ist in regelmäßigen Abständen nach Bedarf durchzuführen.

Als Anhaltswerte werden empfohlen:

Büroraum nach 60 min

Besprechungsraum nach 20 min

Ergänzend füge ich noch hinzu, dass bei dieser Berechnung von einer Person bei 10 m^2 Grundfläche ausgegangen wird.

Wenn ich jetzt mein Büro gegen mein 20 m^2 großes Wohnzimmer, meinen PC gegen einen Fernseher und meinen

Arbeitskollegen gegen meine Partnerin oder Partner tausche, worin besteht dann der Unterschied? Nach der Arbeitsstättenverordnung sollte ich alle 60 Minuten lüften, und sobald ich zu Hause bin, ist es auf einmal nicht mehr zumutbar, wenn das Fenster mehr als dreimal aufgemacht werden soll? Ob ich im Büro atme oder zu Hause: Ich kann keinen großen Unterschied erkennen. Was ist eigentlich, wenn ich von zu Hause arbeite? Muss ich da nicht zwangsläufig die Anforderungen der Arbeitsstättenverordnung erfüllen? Dann wäre ich theoretisch an den Wochenenden von den Anhaltswerten alle 60 Minuten befreit, da ich dann nicht geschäftlich agiere.

Wenn ich zu Hause Freunde empfange, dann ist das ja so etwas Ähnliches wie eine Besprechung. Theoretisch müsste jetzt alle 20 Minuten das Fenster geöffnet werden, was bei einem gemeinsamen Raclette-Essen Sinn macht. Der Qualm, der dabei entsteht, belastet die Luft zusätzlich, was aber den Geschmack nicht mindert.

Problematisch sehe ich das auch in Schulen. Früher wurde in jeder Pause das Fenster geöffnet, um frische Luft in den Klassenraum zu lassen, damit auf jeden Fall genügend Sauerstoff für die Hirnakrobatik zur Verfügung gestanden hat. Heute sind die Fenster abgeschlossen, damit sie nicht geöffnet werden können. Warum das so ist und ob so wenig frische Luft nicht ungesund ist, möchte ich gar nicht weiter hinterfragen.

Doch zurück zu unseren Wohnräumen. Lüften ist die wirksamste Art und Weise, wie ich Feuchtigkeit aus meiner Wohnung entfernen kann. Der Mythos der atmenden Wände ist physikalisch nicht möglich. Es gibt keinen Luftaustausch vom Innenraum nach außen über baulich intakte Wände. Außerdem haben unsere Häuser keine Lungen und können daher gar nicht atmen. Die Dampfdiffusionsfähigkeit, also die Eigenschaft, dass Feuchtigkeit unsere Wände durchdringt, ist im Vergleich zum Öffnen der Fenster zu vernachlässigen. Es bleibt also dabei, dass wir das Fenster öffnen müssen.

Für alle, die immer sagen, ich kann lüften, so viel ich will, die Luftfeuchtigkeit steigt sofort wieder an: Wir reden hier über physikalische Grundlagen. Wenn die Luftfeuchtigkeit schnell wieder angestiegen ist, war die Zeit, in der das Fenster geöffnet war, vielleicht zu kurz. Anders ausgedrückt: Es wurde zu wenig gelaufen und kein vollständiger Luftwechsel vollzogen. Wenn das verstanden wurde, kommt gleich die nächste Einschränkung. Heizen ist teuer und letztendlich kann man sein Geld ja auch gleich zum Fenster rauswerfen. Worüber reden wir? Wenn ich über Schimmelbefall und richtiges Lüften spreche, dann ist das auch in bestimmten Fällen losgelöst von den Heizkosten. Ein bisschen vergleichbar ist es mit einem Auto. Wenn ich mir ein älteres Modell mit einer bestimmten Motorleistung kaufe, dann ist es klar, dass der Verbrauch beim Fahren deutlich höher liegt als bei einem vergleichbaren Neuwagen. Sofern ältere Häuser nicht über eine energetische Sanierung verfügen, ist der Kostenfaktor für das Heizen ebenfalls höher als bei einem Neubau. Wer jetzt an Wärme spart, riskiert Schimmelbefall. Zum Thema Wärmeverlust lässt sich auch anmerken, dass Luft nicht die Fähigkeit besitzt, Wärme zu speichern. Sie passt sich relativ schnell ihrer Umgebung an. Wenn in einer Wohnung eine durchschnittliche Temperatur von 20 °C herrscht, dann kann man davon ausgehen, dass die Innenwände nur geringfügig kühler sind. Sie sind jedoch durch und durch erwärmt. Wenn jetzt das Fenster geöffnet wird, entweicht die warme Luft und wird durch die kühlere Luft ersetzt. Es entweicht aber nicht die Wärme, die in den Wänden und im Mobiliar gespeichert ist. Von daher wird sich die frische Luft wieder sehr schnell ihrer Umgebung, also den warmen Wänden, anpassen.

Wir brauchen also eine gleichmäßige Wärme in unseren Wohnräumen. Das Thermostat am Heizkörper sollte nicht mit dem Gashebel bei einem Motorrad verwechselt werden. Vollgas geben und dann wieder auf null drehen, um im Anschluss wieder voll aufzudrehen, verschwendet in erster Linie nur unnötig Energie. Wichtig ist eine gleichmäßige Wärme in unseren Wohnungen. Dafür ist das Thermostat am Heizkörper ja auch gedacht. Es sorgt für eine konstante Heizleistung. Damit es seine Aufgabe erfüllen kann, müssen wir nur darauf achten, dass es seiner Funktion nachkommen kann. Wenn wir aber die Heizkörper zubauen, verdecken oder hinter langen und schweren Vorhängen verschwinden lassen, dann ist die Funktion des Thermostats eingeschränkt.

Mikro-Wohnungen und ihre Nachteile

In unseren Großstädten wird der Platz immer weniger und die Quadratmeterpreise steigen ständig. Der Bundesverband der deutschen Wohnungs- und Immobilienunternehmen schätzt, dass hierzulande rund eine Million Wohnungen fehlen, und das ist in meinen Augen eine ganze Menge. Der Wohnungsmarkt ist gerade in den Ballungsgebieten sehr angespannt und daher könnten diese Mikroapartments durchaus eine Lösung sein. Meistens werden diese Kleinstwohnungen, die oft nur 20 bis 30 Quadratmeter groß sind, möbliert vermietet und sind für den Wohnungssuchenden unkompliziert zu beziehen. Viele Studenten, Pendler und Geschäftsleute suchen daher bevorzugt nach einer kleinen Bleibe, die möglichst zentral gelegen ist. Das lukrative Geschäft auf dem Wohnungsmarkt besteht daher darin, mehr Wohneinheiten auf kleineren Flächen zu realisieren. Doch Vorsicht!!! Es kann nicht sinn- und zweckvoll sein, einen vorhandenen Wohnraum nur um einen Faktor x zu verkleinern, denn die Wohnräume müssen ja bestimmte Ansprüche erfüllen und funktionieren. Jedoch funktioniert das Leben auf kleinem Raum nur unter bestimmten Voraussetzungen.

Je kleiner der Wohnraum ist, desto größer wird die Innenraumbelastung durch den Bewohner selbst, und das kann auf die Gesundheit schlagen. Allein durch die Anwesenheit des Bewohners entsteht eine Feuchtelast, die die vorhandene Luftfeuchtigkeit ansteigen lässt. Des Weiteren wird beim Atmen CO_2 ausgestoßen und die Raumluft damit entsprechend belastet. Die natürliche Atmung und Ausdünstungen stellen uns gerade bei Mikroapartments vor ein Problem. Die produzierten Schadstoffe und Feuchtelasten sind mit zwei- bis dreimal Stoßlüften nicht aus der Wohnung zu bringen bzw. die kritischen Werte sind schnell wieder erreicht. Wenn dann zum Trocknen der Wäsche kein Trockenraum zur Verfügung steht, muss zwangsläufig in der kleinen Wohnung auch noch die Wäsche aufgehängt werden. Demnach müssten in solchen Wohnungen nicht selten bis zu 15 Stoßlüftungen erfolgen, um die anfallende Feuchtigkeit nach außen abzuführen. Die Folge sind Schimmelbefall an den kalten Raumecken und Unwohlsein, Konzentrationsstörungen sowie Kopfschmerzen aufgrund der hohen Kohlendioxid-Belastung. Die hohe Feuchtelast führt direkt zum Schimmelbefall und spätestens jetzt ist der Ärger auch für den Hausbesitzer vorprogrammiert. Aufgrund der örtlichen Gegebenheiten ist es nicht mehr angemessen, einen intensiveren Luftaustausch vom Mieter zu fordern. Als Hausbesitzer muss man sich eingestehen: So funktioniert das nicht. Außerdem besitzt der Mensch kein Sensorium, um Luftfeuchten zu erkennen. In meinem Bekanntenkreis höre ich nie, dass jemand sagt: »Hier ist aber eine hohe Luftfeuchtigkeit.« Wir spüren und bemerken recht gut, ob uns kalt oder warm ist, haben aber in Bezug auf Luftfeuchtigkeit kein ausreichendes Gespür für Alltagsbedingungen. Aus diesem Grund fordern die heutigen Normen, diese nutzerbedingte Unmöglichkeit der Technik zu überlassen. An diesem Punkt ist uns die Technik deutlich überlegen. Es gibt hygrisch gesteuerte Lüftungsanlagen, die wir problemlos im Zuge der Sanierung in die Wohnungen einbauen können. Diese Lüfter reagieren auf die vorhandene Luftfeuchtigkeit und können auch in Abwesenheit des Nutzers den erforderlichen Luftwechsel vollziehen. Achtung, hier steckt der Teufel wieder im Detail, denn diese Art der Lüfter ersetzt nicht das Lüften. Natürlich muss das Fenster nach wie vor schön von Hand weit geöffnet werden. Die technischen Lüfter dienen lediglich der Unterstützung.

Die kleinen Wohneinheiten haben einen weiteren Nachteil. Bedingt durch ihre Größe sind die Fenster meistens nur nach einer Seite ausgerichtet. Ein Durchzug ist somit schlecht herzustellen und deswegen sollte das Fenster generell etwas länger offen stehen.

Fazit: Kleine Wohneinheiten benötigen eine technische Unterstützung in Sachen Luftwechsel. Mit einem ausreichenden nutzerunabhängigen zusätzlichen Luftaustausch funktionieren dann auch die Mikroapartments.

Ich und mein Holz

Manchmal denke ich, dass ich an Realitätsverlust leide. Hinter diesem Begriff versteckt sich mein geistiger Zustand, der nicht mehr in der Lage ist, die Situation, in der ich mich befinde, zu begreifen. Ich stehe in einer Wohnung mit reichlich Schimmelbefall an den kalten Außenbauteilen. Es ist Winter und draußen ist es kalt. Die Randbedingungen stimmen also, um diesen Schaden beurteilen zu können. Im Inneren der Wohnung sind mit 20 °C Raumtemperatur und 46 Prozent relativer Luftfeuchtigkeit geradezu ideale Bedingungen anzutreffen. Alle Werte passen und eigentlich sollte der Schimmel, den ich vor Augen habe, unter diesen Bedingungen gar nicht entstehen können. Irgendetwas stimmt hier nicht. Das, was ich hier sehe, ist nicht die Realität.

Das ist das Problem am Job eines Sachverständigen. Ich komme immer mit Anmeldung an einem bestimmten Tag zu einer bestimmten Uhrzeit. Die Beteiligten, in diesem Fall die Nutzer der Wohnung, haben die Gelegenheit, sich mit ihrem Verhalten meinem Besuch anzupassen. Das heißt nichts anderes als: Bevor der Sachverständige die Wohnung betritt, wird extra noch mal gelüftet und die Heizung entsprechend aufgedreht. Das Klima, das mir gezeigt wird, ist nicht der Grund für den Schimmelbefall. Egal, was ich jetzt sage, es steht Aussage gegen Aussage. Der Nutzer beschwört, dass er immer so lebt, und ich kann nur unterstellen, dass es nicht so ist.

Im Schach ist das eine Pattsituation.

Zum Glück spiele ich kein Schach und auch kein »Schwarzer Peter«. Als Erstes messe ich die Raumtemperatur und dann die Oberflächentemperatur der Innenwände. Wenn eine gleichmäßige Raumtemperatur vorliegt, spiegelt sich die Raumtemperatur an der Oberflächentemperatur der Möbel und Innenwände wider. Die Differenz ist dabei recht gering. Bei 20 °C Raumtemperatur sollte die Oberflächentemperatur der Innenwände entsprechend bei 18,5° bis 19 °C liegen. Wenn ich nur 15 °C Oberflächentemperatur messe, habe ich den Beleg gefunden, dass die Raumtemperatur für meinen Besuch kurzfristig verändert wurde. Während die Luft keine Speicherfähigkeit besitzt und schnell aufgeheizt werden kann, sind das Mobiliar und die Innenwände sehr langsam, was das Aufheizen betrifft.

Noch langsamer ist Holz – nicht was die Temperatur betrifft, sondern was die Feuchtigkeit angeht. Sicherlich hat jeder schon einmal den Spruch gehört: »Holz arbeitet.« Was sich dahinter verbirgt, ist für mich ein großer Schatz. Holz passt sich der umgebenden Luftfeuchtigkeit an und dadurch entsteht der Effekt des Schwindens und Quellens, was fälschlicherweise mit »arbeiten« übersetzt wird. Trockenes Holz schwindet und wird kleiner, feuchtes Holz quillt auf und wird größer. Dabei muss das Holz nicht einmal mit der Feuchtigkeit direkt in Berührung kommen. Die umgebende Luftfeuchtigkeit reicht völlig aus. Baustoffe sind in der Lage, sich der Feuchtigkeit in ihrer Umgebungsluft anzupassen. Die Aufnahme von Feuchtigkeit nennt man Adsorption. Natürlich können die mit Feuchtigkeit angereicherten Baustoffe bei einer entsprechenden trockeneren Luft auch wieder Feuchtigkeit abgeben. Dies nennt man dann Desorption. Je nach Art und Beschaffenheit des Baustoffes, seiner Struktur, seiner Poren und seiner Kapillarfähigkeit ist er in der Lage, Wasser in seinen Poren einzulagern. In Abhängigkeit von Temperatur und Luftfeuchtigkeit entsteht ein ausgeglichenes Verhältnis zwischen dem Baustoff und seiner Umgebungsfeuchte. Dieses Gleichgewicht ist wiederum abhängig von der Temperatur und natürlich von der Fähigkeit des Materials, Feuchtigkeit zu speichern.[14]

Wenn ich wissen möchte, welche Feuchtigkeit innerhalb der letzten zehn Tage in einer Wohnung als Durchschnitt geherrscht hat, dann messe ich die vorhandene Holzfeuchtigkeit. Ein Stückchen Holz ist mein Datenlogger der letzten zehn Tage. Das Holz reagiert recht langsam auf Veränderungen und daher ist es dem Holz und mir egal, ob vor meinem Besuch die Fenster aufgerissen werden oder nicht. Spätestens, wenn die Werte überhaupt nicht zusammenpassen, mache ich mich auf die Suche nach einem Stückchen Holz. Holz findet man in einer Wohnung immer. Die Verstrebung unter dem Tisch, eine Aussteifung unter dem Sofa, die untere Türkante, und was immer wieder bestens funktioniert, ist Kinderspielzeug aus Holz.

Jetzt kann ich wieder messen und auswerten. Schachmatt!

Eine solche Situation ist für alle Beteiligten immer sehr unangenehm. Durch das Vorspielen falscher Tatsachen kann man sich der Lösung nicht einvernehmlich nähern, sondern muss erst jemanden entlarven, um seine fast betrügerischen Absichten aufzudecken. Nicht selten stelle ich in solchen Situationen eine durchschnittliche relative Luftfeuchtigkeit von 70 Prozent in Wohnräumen fest. Das ist wirklich ein bisschen viel und jede einzelne Spore klatscht unter solchen Bedingungen Applaus. Was in meinen Augen noch schlimmer ist: Es nützt niemandem. Ich kenne keinen, der gerne Schimmel in seiner Wohnung oder seinem Haus haben möchte, egal ob Mieter oder Vermieter. Zumindest in dieser Angelegenheit sind sich beide einig. Wenn der Schimmel jedoch durch eine falsche Verhaltensweise entstanden ist, bringt es mir doch nichts, wenn ich bei der Beurteilung der Situation plötzlich andere Randbedingungen vorspiele. Eins sollte klar sein: Wenn ich einen vorhandenen Befall nur entferne, aber an der Ursache nichts verändere, dann ist es nur eine Frage der Zeit, bis mein Problem wieder an der Wand zu sehen ist. Wenn der Schimmel also weg soll, dann muss die Ursache beseitigt werden. Sollte man selbst die Ursache sein, dann bitte nicht sich selbst beseitigen, sondern lieber etwas am Verhalten ändern. Das läuft ziemlich auf das gleiche Ergebnis raus.

Dass ich bei solchen Begehungen manchmal für doof gehalten werde, finde ich nicht so schlimm. Ich weiß mir zu helfen, und wer dann am Ende blöd dasteht, das ist eine andere Frage. Es ist Fakt, dass ich an bestimmten Kriterien immer erkennen kann, wie es zu einer Schimmelbildung in einer Wohnung gekommen ist. Die Frage ist, ob ich es auch nachweisen kann. Wenn ein Schimmelbefall im Winter auftritt, ergibt es keinen Sinn, sich über Monate zu streiten, bis ein Sachverständiger eingeschaltet wird. Der steht dann im August in kurzen Hosen am Objekt und soll aufgrund seines Sachverstandes sagen, ob jetzt die kalte Bauteilfläche oder die hohe Feuchtelast Schuld an der Misere hat. Das funktioniert leider nicht. Es ist daher sinnvoll, gleich im Winter, wenn der Schimmelbefall entsteht, einen sachverständigen Blick auf die Sache zu werfen. Die Messungen, die im Winter gemacht werden können, führen recht schnell zu einem aussagekräftigen Ergebnis. Wenn mehrere Monate vergangen sind, kann mir auch ein Stückchen Holz nicht helfen.

Was ist zumutbar?

Kaum zu glauben, aber gerade jüngere Menschen blicken mich immer ganz ungläubig an, wenn es darum geht, ein Fenster zu öffnen. »Das macht doch kein Mensch auf dieser Welt und öffnet jeden Tag das Fenster«, bekomme ich dann als Antwort bzw. als Anmerkung zum Thema Lüften zu hören. »Das ist nicht zumutbar.« Mehr als dreimal Lüften am Tag ist nicht zumutbar, sagt das ein oder andere Gericht in seinen Urteilen, und da frage ich mich, woher weiß der Richter denn, welches Lüftungsverhalten angemessen ist bzw. wäre? Wie Lüften funktioniert, weiß ich, aber was ist zumutbar?

Die Zumutbarkeit ist ein unbestimmter Rechtsbegriff. Das bedeutet, so richtig schwarz auf weiß steht es nirgendwo geschrieben, was jetzt zumutbar ist und was nicht. Als zumutbar gilt die Angemessenheit einer Anforderung an ein Verhalten.[15] Das klingt kompliziert und sagt mir nicht, wie oft ich das Fenster öffnen muss. Spannend finde ich den Teil, dass es an ein Verhalten angelehnt ist. Es kommt also darauf an, wie ich mich in meiner Wohnung verhalte. Das macht durchaus Sinn, denn jeder verhält sich in seinem Wohnraum so, wie er will. Für mich ist es daher klar und verständlich, dass je nach Verhalten unterschiedlich gelüftet werden muss. Ein Berufstätiger, der morgens zur Arbeit geht und erst gegen Nachmittag wieder nach Hause kommt, muss ein anderes Lüftungsverhalten an den Tag legen als die Oma, die den ganzen Tag zu Hause ist.

Ganz so einfach machen sich das die Juristen aber nicht.

Im Recht geht es bei der Zumutbarkeit darum, dass ein angemessener Interessenausgleich zwischen den Vertragsparteien stattfindet. Da beide Parteien, in unserem Fall Mieter und Vermieter, höchst unterschiedliche Interessen haben, müssen sie das Interesse der anderen Vertragspartei angemessen berücksichtigen. Des Weiteren setzt die Unzumutbarkeit einer Pflicht die Möglichkeit einer Erfüllung voraus.

Ich will es einmal vorsichtig so formulieren: Wenn mir ein Jurist erklären möchte, unter welchen Bedingungen es mir möglich ist zu lüften und wann nicht, bin ich mir sicher, dass ich nur die Hälfte oder eventuell gar nichts verstehen werde. Die Frage nach dem Lüften ist in meinen Augen keine Rechtsfrage, sondern in erster Linie eine Frage der Physik. Unter welchen Bedingungen ist ein Luftwechsel sinnvoll und wann ist er erforderlich? Wenn ich den ganzen Tag nicht zu Hause bin, kann keiner von mir verlangen, dass ich alle drei Stunden das Fenster aufmache. Letztendlich bin ich nicht zu Hause und produziere auch keine Feuchtigkeit. Wenn ich allerdings morgens dusche und direkt aus dem Haus renne, ohne ein Fenster zu öffnen, verbleibt die von mir eingebrachte Feuchtigkeit den ganzen Tag im Haus. Die Möglichkeit, das Fenster morgens zu öffnen, besteht durchaus, daher könnte ich meiner Verpflichtung zum Lüften nachkommen. Wer legt jetzt aber fest, dass dies nicht zumutbar ist? Fakt ist, dass die eingebrachte Feuchtigkeit bis zum Abend in der Wohnung verbleibt und ein Wachstum von Schimmelbildung begünstigt.

Nehmen wir ein anderes Beispiel. Ich bin berufstätig und arbeite neun bis zehn Stunden jeden Tag im Homeoffice. Gemäß Arbeitsstättenverordnung müsste ich jetzt einige Male mehr lüften. Ist das zumutbar, weil es sich um eine bezahlte Tätigkeit handelt?

Wenn ich den überwiegenden Teil des Tages in meiner Wohnung verbringe, weil ich kleine Kinder habe, Rentner bin oder im Moment keine Arbeit habe, wo ist dann die Grenze der Zumutbarkeit? Wenn ich zu Hause bin, dann kann ich zu jeder Zeit den Griff des Fensters zum Öffnen bedienen. Ob mir das gefällt oder nicht, steht an einer anderen Stelle. Es geht um die Zuordnung der Zumutbarkeit. In dem Fall, dass ich den Tag zu Hause verbringe, entsteht ja auch eine andere Feuchtelast in meiner Wohnung. Als zumutbar gilt, wie bereits erwähnt, die Angemessenheit einer Anforderung an ein Verhalten. Komischerweise habe ich in Rechtsstreitigkeiten zu diesem Thema noch nie eine Differenzierung in Bezug auf die Anwesenheit gehört. Meine Oma hat sich nicht die Frage gestellt: «Ist es mir gerade zuzumuten, das Fenster zu öffnen?« Sie hat es einfach aufgemacht, und zwar aus voller Überzeugung und mit Verantwortung.

Das mag jetzt sehr erschreckend klingen, aber solange wir darüber diskutieren, was zumutbar ist und was unzumutbar ist, werden wir immer wieder Schimmel in unseren Wohnräumen haben. Entweder der Gesetzgeber schreibt vor, dass alle Wohnräume mit einer nutzerunabhängigen Be- und Entlüftungsanlage ausgestattet werden müssen oder wir müssen uns damit abfinden, dass das Verhalten der Nutzer genau wie die Baukonstruktion in unsere Bewertung einfließen sollte.

Noch besser ist es, wenn Hausbesitzer und Nutzer sich ihre Verantwortung bewusst machen und entsprechend handeln. Dann brauchen wir die komischen Begriffe aus der Rechtsprechung nicht.

Anleitung zum Massenmord

Eckstein, Eckstein, alles muss versteckt sein

»Eins, zwei, drei, vier Eckstein, alles muss versteckt sein ... « Ein sehr beliebtes Kinderspiel – verstecken!

Das Spielfeld und der Spielbereich sollten so groß wie möglich sein und es sollte eine Vielzahl an Möglichkeiten zum Verstecken geben. Eine grundsätzliche Vorgabe, die auch in Sachen Schimmelbefall zutrifft. Das Spielfeld für einen Schimmelbefall ist unglaublich groß angelegt, allein aufgrund der Tatsache, dass Schimmel als ubiquitär zu bezeichnen ist, also allgegenwärtig in unserer Luft vorhanden ist. Schimmelbefall, der aufgrund seiner Ausblühungen für jeden sichtbar und erkennbar ist, sollte als eindeutiges Warnzeichen betrachtet werden. Etwas schwieriger wird es, wenn sich der unerwünschte Untermieter mit dem Namen »Schimmel« liebend gerne an dem zuvor erwähnten Versteckspiel beteiligt und still darauf wartet, dass er möglichst lange unentdeckt bleibt. Denn das Spiel ist bekanntlich erst beendet, wenn alle Verstecke aufgedeckt wurden. Also versteckt sich unser unheimlicher Freund beispielsweise hinter den Möbeln, Einbauschränken, an Wänden mit angestellten Sachen und auch hinter Gardinen, um nur eine Handvoll seiner Verstecke zu nennen.

Diese Verstecke haben alle etwas gemeinsam, denn sie hindern die warme Raumluft daran, dass sie die Außenwandflächen ausreichend erwärmt. Gerade an Außenwandecken sinkt die Oberflächentemperatur baulich bedingt sowieso schon etwas ab. Wenn jetzt noch die Wärmezufuhr von der Innenseite z. B. von Möbeln oder sonstigen Einrichtungsgegenständen behindert wird, besteht die Gefahr für Kondensatbildung und somit für Schimmelbefall. Unbemerkt wächst der mikrobiologische Befall teilweise zu beachtlicher Größe heran und verschreckt beim Gefundenwerden seinen Entdecker. Gerade Altbauten, die eine schlechtere Dämmung im Bereich der Außenhülle besitzen, sind für einen Schimmelbefall im Bereich der Außenecke oder hinter dem Mobiliar anfällig. Gut gedämmte Bauwerke haben mit der Möblierung auch vor der Außenwand und im Eckbereich seltener Probleme. Aber nicht nur hinter den Möbeln versteckt sich der Schimmel. Sehr gerne treibt er auch hinter abgehängten Decken, Vorsatzschalen und in Bodenkonstruktionen sein Unwesen. Hinter solchen baulichen Konstruktionen lässt sich der Schimmel noch schwieriger entdecken. Während ein Schrank oder das Sofa schnell von der Wand abgerückt ist, verbleibt die Vorsatzschale fest an der Wand. Wenn sich hier Schimmelbefall gebildet hat, wird er meistens eher olfaktorisch, also durch den Geruchssinn, wahrgenommen und weniger durch das Auge. Das Problem dabei ist, dass wir irgendwann im wahrsten Sinne des Wortes, die Nase voll haben. Der Fachbegriff dafür heißt Habituation. So kommt es, dass der vorhandene Geruch von den Bewohnern selbst gar nicht wahrgenommen wird. Sie haben sich langsam, so wie der Schimmel entstanden ist, daran gewöhnt. Die Riechleistung selbst ist von Mensch zu Mensch sehr unterschiedlich ausgeprägt. So manch feines Näschen erschnuppert Schimmel und wird beim Vortragen seiner Bedenken von allen anderen nur belächelt und bekommt bestenfalls ein Hirngespinst bestätigt. Und es kommt noch ein Fakt dazu: Je länger wir uns in einem Raum befinden, desto geringer ist unsere Wahrnehmung in Sachen Geruch. Die

Geruchssensoren sind recht schnell ermüdet und deshalb nehmen wir verdeckten Schimmelbefall am besten wahr, wenn wir einen Raum zum ersten Mal betreten. Meistens ist es dieser muffige Geruch nach Keller und Erde, der auf einen Schimmelbefall schließen lässt. Doch wo hat er sich versteckt? Mit etwas Glück und einem geschulten Auge findet man vielleicht doch einen sichtbaren Hinweis. Vielleicht kann man auch aus Feuchtigkeitsmessungen, die erst einmal zerstörungsfrei durchgeführt werden, bereits Rückschlüsse ziehen. Oft tappt man dabei aber im Dunkeln oder im Tal der Ahnungslosen. Wo kommt die Feuchtigkeit her und wo hat sich der Schimmel niedergelassen? Noch schlimmer ist die Ungewissheit, zu welcher Größer er herangewachsen ist und wie sehr er die Raumluft und dementsprechend seine Bewohner belastet. Die Dunkelziffer bei Schimmelschäden ist extrem hoch. Es ist davon auszugehen, dass 80 Prozent der vorhandenen Schimmelschäden nicht entdeckt sind und unbemerkt wachsen. Beliebte Plätze zum Verstecken sind Versorgungsschächte, Bodenkonstruktionen und z. B. Decken- und Wandverkleidungen. Besonders nach einem Wasserschaden werden diese Stellen zwar oft getrocknet, jedoch selten auf Schimmel untersucht. Auch hinter Tapeten verstecken sich die kleinen Biester häufig. Mit etwas Feuchtigkeit schmeckt so ein Cellulose-Kleister hervorragend. Wenn die Tapeten auch noch mehrfach überstrichen sind, wird es immer schwerer, einen Befall zu erkennen. Man sieht nichts und riecht nichts und trotzdem belasten Sporen, Hyphen und Mycel unsere Gesundheit. Daher ist das Überstreichen eines vorhandenen Schimmelbefalls keine Schimmelsanierung. Kommen wir noch einmal auf die Nut- und-Feder-Bretter zurück, mit denen wir uns in den Siebzigern komplett eingebrettert haben. Wie bereits erwähnt, wurde gerade an Außenwänden oder zur Dachfläche die Bretterkonstruktion mit einer Dämmung, meistens jedoch ohne Dampfbremse ausgebildet. Die Tatsache, dass zu dieser Zeit ein geringerer Feuchteeintrag aufgrund einer anderen Lebensweise in den Wohnraum eingebracht wurde, führte dazu, dass kein Schimmelwachstum entstehen konnte. Die gleichen Flächen werden aber heute mit unseren neuen Lebensgewohnheiten konfrontiert, die wesentlich mehr Feuchtigkeit in unsere Wohnräume einbringen. Jetzt kann der Schimmel unbemerkt und versteckt wachsen und gedeihen. Bei Umbau- und Renovierungsarbeiten ist der Schreck dann meistens sehr groß, wenn ein riesiger Schimmelfleck plötzlich zum Vorschein kommt und bisher niemand seine Existenz geahnt hat.

Wasserschäden und Überschwemmungen sorgen ebenfalls regelmäßig für einen verdeckten oder besser versteckten Schimmelbefall. Nach einem solchen Unglück wird in der Regel getrocknet. Damit ist die Ursache für den Schimmelbefall beseitigt. Der Rest gerät oft in Vergessenheit bzw. wird nicht beachtet. Was der Wasserschaden im Untergrund angerichtet und durchfeuchtet hat, lässt sich nur schwer einschätzen. Besonders empfindlich sind Holzdeckenkonstruktionen. Die Feuchtigkeit kann schnell eindringen, kommt aber nur sehr langsam wieder heraus. In der Zwischenzeit bilden sich nicht nur Schimmelpilze. Auch holzzerstörende Pilze treiben ihr Unwesen, und ehe man sich's versieht, ist der Balken morsch und muss ausgetauscht werden.

Warum Fleischbröckchen nicht fliegen können

Stellen wir uns vor, dass wir bei Freunden zum Essen eingeladen sind. Zur Vorbereitung auf das gemeinsame Mahl wurde vom Gastgeber stundenlang in der Küche gezaubert, um ein köstliches Essen zu bereiten. Als Hauptgang wird ein Krustenbraten serviert. An dieser Stelle möchte ich mich bei allen Vegetariern und Veganern entschuldigen und sie auffordern, sich in ihren Gedanken ein ähnliches aromatisches Gericht vorzustellen. In meinem Beispiel brutzelt der Krustenbraten stundenlang im Ofen vor sich hin. Langsam, aber sicher macht sich der leckere Duft in der kompletten Wohnung breit. Die Gastgeber selbst nehmen den Duft weniger intensiv wahr, denn er breitet sich ja sehr langsam in der Wohnung aus. Wenn wir aber als Gast die Wohnung betreten, haben wir sofort, nachdem uns die Tür geöffnet wurde, die Nase praktisch voll damit. Es riecht nach Krustenbraten oder wie bereits angedeutet eventuell auch nach Gemüselasagne oder Ähnlichem. Der Duft, dieses Aroma, ist deutlich in der Luft wahrzunehmen und es läuft einem sofort das Wasser im Mund zusammen. Genau in diesem Moment fliegt kein einziges Fleischbröckchen durch die Luft und auch keine Gemüselasagne. Der Krustenbraten liegt im Ofen und die Ofentür ist fest verschlossen. Was wir in diesem Moment wahrnehmen, sind z. B. die Aromastoffe des Krustenbratens und nicht der Krustenbraten selbst. So ähnlich ist es auch bei einem verdeckten Schimmelbefall. Nur weil die Stoffwechselprodukte eines Schimmelbefalls wahrzunehmen sind, heißt das nicht, dass die Raumluft mit Sporen belastet ist. Es kann also durchaus sein, dass ein versteckter Schimmelbefall, den ich rieche, keinerlei Auswirkung auf die Raumluft besitzt. Weil die Ofentür eben noch fest verschlossen ist. Wenn nichts in der Raumluft feststellbar ist, kann auch nichts unseren Körper bzw. unsere Gesundheit belasten. Ob und in welchem Ausmaß die Raumluft belastet ist, lässt sich nur mit einer Luftkeim- oder einer Partikelmessung feststellen. Den Unterschied zwischen diesen Messvarianten erkläre ich im nächsten Kapitel. An dieser Stelle verbleibt die Tatsache, dass alleine durch den Geruch eines Schimmelbefalls keinerlei Rückschlüsse zur Auswirkung auf die Gesundheit gezogen werden können, und wie ich bereits erwähnt habe, ist es sowieso sehr schwer, eine gesundheitliche Beeinträchtigung einem bestimmten

Schimmelbefall zuzuordnen, da eine Vielzahl an weiteren Faktoren eine zu große Rolle dabei spielt.

Umgekehrt besteht die Möglichkeit, dass Schimmelsporen unsere Raumluft belasten, ohne dass wir den Schimmel mit unserem Geruchssinn wahrgenommen haben. Das ist vielleicht auch der Tatsache geschuldet, dass nicht jeder Schimmelbefall wie modrige Erde oder alter Keller riecht. Ein süßlicher Geruch wird vielleicht gar nicht als störend empfunden oder man hat sich einfach daran gewöhnt. Meistens sind es Gäste und Besucher, die das richtige Näschen mitbringen. »Irgendwas riecht doch komisch«, könnte als ernster Hinweis auf einen versteckten Befall gedeutet werden.

Da wird doch der Hund in der Pfanne verrückt

Mit folgendem Problem ist ein Kunde an mich herangetreten: »In meinem Wohnraum im Keller kommt es immer in den Sommermonaten zu einer Geruchsbelästigung. Sichtbare Auffälligkeiten wie Wasserränder oder Schimmelflecken sind jedoch nicht zu sehen. Änderungen am Gebäude wurden in der letzten Zeit auch nicht durchgeführt und das Haus befindet sich noch in demselben Zustand wie zu dem Zeitpunkt, als es erworben wurde.« Als weiteren Hinweis bekomme ich erzählt, dass es einmal einen Hochwasserschaden gegeben hat, der aber durch eine Fachfirma beseitigt wurde. Das ist wieder eine herausfordernde Aufgabe, die durchaus mit der Suche nach der Nadel im Heuhaufen zu vergleichen ist. Was suche ich und vor allem wo bzw. an welcher Stelle?

Als Sachverständiger ist es mir am liebsten, wenn ich messen und bewerten kann, aber was ist zu tun, wenn es nichts zu messen gibt? Der Verdacht liegt nahe, dass es sich um einen versteckten Schimmelbefall handelt – nur wo hat sich der Befall versteckt?

Eine Luftkeimmessung habe ich schnell ausgeschlossen. Zum einen gibt sie mir zwar Auskunft über die in der Raumluft befindlichen keimfähigen Schimmelsporen, zum anderen bekomme ich jedoch keinerlei Hinweise darüber, wo sich der Schimmel versteckt. Auch die Tatsache, dass ein wahrnehmbarer Schimmelpilzgeruch nicht gleichzeitig eine Belastung der Raumluft darstellen muss, lässt mich von der Luftkeimmessung abrücken.

Mein Plan ist, dem Problem mit Materialproben auf die Spur zu kommen. Damit ich weiß, an welcher Stelle ich die Materialprobe entnehme, habe ich mir Unterstützung durch einen vierbeinigen Schimmelexperten geholt. Ein Schimmelspürhund hat die deutlich bessere Nase und ist spielerisch darauf abgerichtet, verdeckten Schimmelbefall zu finden. Ein Schimmelspürhund ist in der Lage, bereits geringe Mengen der Stoffwechselprodukte zu erkennen und zu lokalisieren. Natürlich ist nicht alles, was bellt und mit dem Schwanz wedelt, ein geeigneter Partner auf der Suche nach dem versteckten Schimmel. Es gibt jedoch in letzter Zeit immer mehr Qualitätssicherungsmaßnahmen, um den richtigen vierbeinigen Freund zu finden. Immer wieder bin ich sehr gespannt, ob der feine Geruchssinn des Schimmelspürhundes mit meinem Sachverstand übereinstimmt.

Beim Ortstermin, das muss ich zugeben, war der vierbeinige Freund extrem schnell und hat innerhalb weniger Minuten (es könnten aber auch nur ein paar Sekunden gewesen sein) angeschlagen. Jetzt lag es an mir, die Stelle näher zu untersuchen und Materialproben zu entnehmen. Ich war deutlich langsamer und auch die entnommenen Materialproben brauchten noch 14 Tage im Labor, bis ein Ergebnis feststand. Eine Zeit voller Spannung, denn ich wollte ja wissen, wie belastet die Proben sind bzw. wie fein die Nase des Hundes gearbeitet hat.

Als ich die Laboruntersuchung in den Händen hielt, habe ich meinen Augen nicht getraut. Ein Befund so unauffällig wie ein unbeschriebenes Blatt. Das hatte ich nicht erwartet. Nicht nur der Hund, sondern auch ich war ja von einem Schimmelbefall überzeugt. Denn neben den Bauteilöffnungen habe ich ja auch noch gemessen und die vorhandene Bauteilfeuchte muss zwangsläufig zu einer Schimmelbildung führen. Daher war die Enttäuschung einer unauffälligen Probe groß. War die Stelle der Entnahme der Materialprobe falsch gewählt? Was hat der vierbeinige Schnüffler erkannt? Die Materialproben hatte ich mit einem Dosenbohrer aus der vorgestellten Wand entnommen. Die Probe hatte einen Durchmesser von ca. 8 cm und in mir kamen wirklich Zweifel, ob ich die Lage der Stellen richtig gewählt hatte. Nach Rücksprache mit dem Hausherrn wurde die Bauteilöffnung etwas vergrößert und siehe da, jetzt trat ein prächtiger Schimmelbefall zum Vorschein. Da hat der Bello doch tatsächlich recht gehabt.

In einem anderen Fall wurde ich ebenfalls mit einem Schimmelspürhund konfrontiert. Ich habe den vierbeinigen Experten zwar nicht an der Liegenschaft angetroffen, beim Betreten der Lokalität wurde mir aber sofort berichtet, dass der Schimmelspürhund Leila (Name durch den Autor geändert) bereits dagewesen sei. Im zweiten Nebensatz wurde noch betont, dass er angeschlagen habe, was übersetzt so viel bedeutet wie: »Hier gibt es Schimmel.« Besonders in der Küche ist nach den Aussagen der Beteiligten der Hund fast verrückt geworden. Ich überlege, ob der Spruch »Da wird doch der Hund in der Pfanne verrückt« so seinen Ursprung gefunden hat. Ich stehe in einem Fertighaus, das in Holzständerbauweise errichtet wurde. Die Innen- und Außenwände sind ca. 30 cm hoch sichtbar durchfeuchtet und mit einem rasenbildenden Schimmel bedeckt. Ich sehe den Schimmel aus der Entfernung und am liebsten hätte ich gerne laut gebellt. Der Respekt vor meinem vierbeinigen Kollegen hat mich jedoch verstummen lassen. Ganz ehrlich, das ist kein Einsatzgebiet für einen Schimmelspürhund. Was soll er denn machen außer wie verrückt bellen angesichts des riesigen sichtbaren Problems? In der Küche haben die gestapelten gelbe Säcke, der übervolle Mülleimer und etliche Essensreste den armen Hund völlig überfordert. Trotzdem habe ich freundlich nachgefragt, zu welchem Ergebnis der vierbeinige Kollege denn gekommen sei. Die rhetorische Frage hätte ich mir sparen können, denn wenn Leila ein zufriedenstellendes Ergebnis geliefert hätte, wäre ich nicht gerufen worden. Das Problem bzw. die Ursache waren noch nicht geklärt. Im Vorfeld wurden bereits die Rohrleitungen abgedrückt und die Abflussleitungen überprüft. In diesen Bereichen gab es keinerlei Auffälligkeiten. Einer meiner Vorgänger hatte die Baukonstruktion geöffnet und es war zu sehen, dass die Beplankung der Wände durchfeuchtet war, die Holzständer waren jedoch trocken. Die Feuchtigkeit befindet sich also zwischen der Rohdecke und dem Estrich. Die Holzständer sind mit einer Folie abgedichtet und diese Abdichtung erfüllt ihren Zweck, die Holzständer sind geschützt. Wie der Schimmelspürhund bewege ich mich mittlerweile auf allen vieren durch die Wohnung. Im Bad angekommen, richtet sich mein Blick wieder nach oben und ich schaue in die gespannten Gesichter meiner Auftraggeber. Das Bad passt nicht zum Rest des Gebäudes und daher frage ich, wann denn das Bad renoviert wurde. »Oh, das ist ganz neu gemacht«, bekomme ich zur Antwort. Der Duschbereich wurde ohne eine Wanne ausgebildet und der Wasserablauf wurde direkt in die Bodenfliese integriert. Ein neues, modernes Design, das man immer häufiger sieht und das hübsch anzuschauen ist. Meine Frage, welche Art von Abdichtung unter den Fliesen verwendet wurde, wurde nur mit hilflosen Blicken und Achselzucken beantwortet. Ein guter Freund hat das gefliest ... Ich hoffe, der gute Freund hat einen großen Geldbeutel, denn durch das Weglassen der Abdichtung und durch das partielle Ablösen des Silikons konnte die Feuchtigkeit fast ungehindert in die Bodenkonstruktion eindringen und hat einen mächtig großen Schaden verursacht. Da hätte Leila auch draufkommen können.:)

Bitte nicht falsch verstehen: Ich bin ein großer Fan von Schimmelspürhunden, aber die Fellnasen haben ein eingeschränktes Einsatzgebiet. Außerdem sollten keinerlei Sanierungsmaßnahmen aufgrund der Markierung durch einen Schimmelspürhund eingeleitet werden. Zusätzliche Untersuchungen und eine Begleitung durch jemanden, der sich in bauphysikalischen Zusammenhängen auskennt, sind unerlässlich.

Laboruntersuchung

Die eventuell vorhandene Zerstörungswut eines Sachverständigen kann bei der Entnahme einer Materialprobe befriedigt werden – egal ob Tapete, Putzprobe oder ein Stückchen Holz der Baukonstruktion. Die Materialprobe wird aus dem zu untersuchenden Objekt entfernt. Dies gelingt in den seltensten Fällen ohne Beschädigung. Die entnommenen Materialien werden gekennzeichnet, luftdicht verpackt und an ein entsprechendes Labor gesendet. Mit Materialproben lassen sich keim- und wachstumsfähige Pilze untersuchen. Die Ergebnisse sind als koloniebildende Einheiten (KBE) pro Gramm Material angegeben. Neben der Gattung und der Art des Schimmelbefalls kann somit auch eine Beurteilung über die Befallsgröße bzw. die Intensität getroffen werden. Dabei wird unterschieden, ob es sich um einen Befall oder um eine Kontamination handelt. Bei einem Befall ist der Schimmel in seinem vollen Umfang angesiedelt. Er besteht aus Mycel, Hyphen und Sporen, im Vergleich zu einer Kontamination, die lediglich wachstumsfähige Sporen vorweisen kann. Die Sporen sind dabei wie Staubteilchen abgerieselt und die Quelle der Sporen liegt an einer anderen Stelle. Ein weiterer Vorteil einer Materialprobe ist die Möglichkeit festzustellen, wie tief der Schimmel in das Material eingedrungen ist. Dies spielt gerade für die Sanierung von befallenen Putzen eine wesentliche Rolle.

Insbesondere bei einem größeren Schaden sollte man im Vorfeld wissen, um welchen Schimmel es sich handelt. Ein Nachweis der Gattung und Art spielt bei der Sanierung eine bedeutende Rolle. So manche Schimmelsanierung wird schnell zu einer richtig großen Baustelle. Bodenkonstruktionen, die geöffnet werden müssen, Putz, der abgeschlagen wird, oder Trockenbauwände, die zurückgebaut werden müssen. Das ist ohne Staubentwicklung gar nicht möglich. Jetzt ist die Gefahr der Sekundärkontamination am größten. Durch das Aufwirbeln der Schimmelpilzsporen verunreinige ich die Raumluft und ermögliche den Schimmelsporen, sich im ganzen Haus zu verteilen. Daher empfiehlt es sich, nach einer Sanierung eine Kontroll- bzw. eine Freimessung durchzuführen. Dabei wird überprüft, ob noch Bestandteile des Schimmelbefalls vorhanden sind. Diese Messung macht aber nur Sinn, wenn im Vorfeld untersucht wurde, welche Schimmelpilze mein Objekt belasten.

Mit einer Klebefilmprobe bekomme ich unkompliziert und recht flott eine Bestätigung, ob es sich bei den ungewöhnlichen Verfärbungen an der Wand wirklich um Schimmelpilze handelt. Der Nachweis erfolgt durch eine Untersuchung mit dem Mikroskop. Hierbei wird sichtbar, ob es sich um einen Befall oder um eine Kontamination handelt. Bei einer Materialprobe im Vorfeld wird noch eine Klebefilmprobe im Labor angelegt. Dies ist nach wie vor der schnellste und effektivste Weg, um einen ersten Anhaltspunkt zu bekommen. Natürlich trifft man bei einer solchen Untersuchung auf alte Freunde und nicht selten ist es der Fall, dass neben den Bestandteilen der Schimmelpilze eine Milbe der Klebefilmprobe auf den Leim gegangen ist.

Der Nachweis einer Schimmelbelastung in der Raumluft ist ähnlich wie bei den Materialproben. Grundsätzlich gibt es zwei unterschiedliche Prüfverfahren. Mit einer Luftkeimsammlung weiß ich, wie viele keimfähige Sporen sich in der Luft befinden. Das Ergebnis wird nach einer bestimmten Zeit im Brutofen des Labors untersucht und ausgezählt. Die Partikelmessung ist eine Mikroskopie der Raumluft. Dabei wird eine gewisse Menge Luft auf einen klebrigen Objektträger geblasen und alle Bestandteile der Luft bleiben daran kleben. Wie bei der Klebefilmprobe haften jetzt unter Umständen auch Mycel-Bruchstücke, Hyphen und sonstige Luftverunreinigungen wie Fasern und Staubpartikel auf meinem Objektträger.

Die Luftkeimmessung ist zur Bestimmung der luftgetragenen Schimmelpilzsporen die meistverbreitete Methode. Um die Konzentration der luftgetragenen Schimmelpilze messen und beurteilen zu können, wird ein bestimmtes Luftvolumen über eine Ansaugvorrichtung eingezogen und auf ein Nährmedium geführt. Die Messung erfolgt entsprechend der Richtlinie VDI 4300 (Messen von Innenraum-Luftverunreinigungen).

Mit der Luftkeimmessung wird die Schimmelpilzbelastung der Raumluft festgehalten und im Vergleich zur Außenluft betrachtet. Somit lassen sich Schimmelpilzbelastungen in der Raumluft feststellen, die auf einen versteckten oder nicht erkennbaren mikrobiologischen Befall zurückzuführen sind. Wichtig ist der Vergleich zur Außenluft: Wie bereits mehrfach erwähnt, umgibt uns immer eine Vielzahl von Schimmelsporen. Es muss daher eine Vergleichsmessung zur Außenluft erfolgen. Die Messungen werden auf unterschiedlichen Nährböden angelegt, da die Schimmelsporen unterschiedliche Vorlieben auf ihrem Speiseplan haben. Das Ergebnis der Messung ergibt also den Unterschied der Schimmelsporen der Außenluft im Vergleich zur Sporenbelastung der Innenluft. Die Differenz der beiden Messungen ergibt die Höhe einer wahrscheinlichen Belastung. Eine Schimmelpilzquelle in einem Innenraum ist dann zu vermuten, wenn die Konzentration der Innenraumbelastung deutlich höher ist als die Belastung der Außenluft und wenn die Art der Sporen der Raumluft von der Art der Sporen der Außenluft abweicht. Doch das alles ist mit etwas Vorsicht zu genießen, denn es handelt sich schließlich nur um eine Momentaufnahme. Weiters kann eine völlig unauffällige Raummessung in einem Raum mit einem großen Schimmelschaden aufgenommen werden. Da kommt die Sache mit der Ofentür wieder ins Spiel. Aus den Ergebnissen der Schimmelmessung allein kann leider keine Gesamtbeurteilung der Situation erfolgen oder abgeleitet werden. Für eine Sanierungsentscheidung müssen also mehrere Faktoren und eine große Portion Sachverstand zusammengeführt werden. Do-it-yourself-Messungen durch Sedimentation (über einen bestimmten Zeitraum offen stehende Petrischalen) kann ich nicht empfehlen. Sie liefern keine reproduzierbaren Ergebnisse und können daher nicht für eine Bewertung herangezogen werden.

Während bei der Luftkeimmessung nur die keimfähigen Sporen ausgewertet werden, wird bei der Partikelmessung die Gesamtsporenzahl erfasst. Auf dem Objektträger landen entsprechend auch die toten Sporen, Mycelrückstände und einiges mehr. Der große Vorteil der kultivierungsunabhängigen Methode ist die schnelle Auswertung durch eine Mikroskopie. Der Nachteil ist, dass ich zwischen den lebenden und toten Sporen nicht unterscheiden kann. Weiters ist eine genaue Bestimmung der Schimmelpilzgattungen und -arten nur eingeschränkt möglich. Trotzdem ist gerade diese Art der Messmethode nach einer Schimmelsanierung zur Überprüfung des Sanierungszieles besonders geeignet. Das Ziel der Sanierung sollte auch die Beseitigung der Mycelrückstände, der Hyphen sowie der Sporen beinhalten. Daher ist bei einem Einsatz von Bioziden die Frage, ob die Schimmelsporen nur abgetötet wurden oder ob der Befall auch entfernt wurde und sich damit keinerlei Rückstände mehr in der Raumluft befinden.

Die sachgerechte Ermittlung eines Schimmelbefalls und seine Ursachen ist eine komplexe Aufgabe und gehört daher in Expertenhand. Es ist sinnvoll, wenn bei einem entsprechenden Befall die Expertise und Beurteilung von jemandem durchgeführt werden, der Ahnung von dieser Materie hat und der gegebenenfalls auch den Expertenkreis erweitert. Je nach Fragestellung gehören mehrere Fachdisziplinen und entsprechend mehrere Personen zusammen, um einen komplexen Fall zu lösen.

Grundsätzlich ist zur Bewertung der Luftmessungen zu ergänzen, dass das angestrebte Ziel nicht eine quantitative Abschätzung der Emissionen auf den Menschen ist, sondern lediglich dem Auffinden von Schimmelquellen im Innenraum dient. Wenn der Schimmel gefunden ist, muss dieser aus Gründen des vorbeugenden Gesundheitsschutzes entfernt werden. Wie bereits erwähnt, ist die Feststellung eines Schimmelbefalls im Innenraum nicht gleichzeitig ein Gesundheitsrisiko für den Bewohner.

Tschakka – ich kann das[16]

Einer meiner wichtigsten Sätze lautet: »Eine Schimmelbeseitigung beginnt immer mit der Suche nach der Ursache.« Daher ist vor jeder Schimmelbeseitigung die Frage zu stellen: Wie ist der Schimmel denn da hingekommen? Erst wenn die Ursache gefunden und abgestellt ist, kann man dem pelzigen Befall zu Leibe rücken. Ein Schimmelbefall mit einem kleinen oberflächigen Umfang, das entspricht einer Größe, die unter 0,5 m2 zu sehen ist, kann von den Betroffenen oft selbst beseitigt werden. Sofern die Ursache bekannt ist und keinerlei Erkrankungen oder Beeinträchtigungen des Immunsystems

vorliegen, steht dem eigenen Tatendrang nichts im Weg. Im Gegenteil, es ist sogar empfehlenswert, so schnell wie möglich zu handeln, damit sich der ungeliebte Gast nicht noch weiter ausbreitet.
Wichtig dabei ist ein staubarmes Arbeiten. Eine Sekundärkontamination durch herumfliegende Sporen soll unterbunden bzw. vermieden werden.
Alle glatten und nicht saugfähige Flächen, wie Kunststoffe,, Keramik, Fliesen, Glas, Metall oder Ähnliches können einfach mit Wasser und einem handelsüblichen Reiniger abgewaschen werden. Dabei sollte man darauf achten, dass das Wischwasser öfters gewechselt bzw. erneuert wird, damit nicht die im Vorfeld abgewaschenen Schimmelsporen hemmungslos verteilt und. verschmiert werden. Kein Gift, kein Biozid, einfach nur ein bisschen Wasser und etwas Reinigungsmittel führen hier schon zum Erfolg.

Mit Dispersionsfarbe gestrichene Wandflächen können ebenfalls mit einem Reiniger, der aus einem 70–80%igen Alkohol besteht, und einem Microfasertuch, gereinigt werden. Der Alkohol wird die oberste Farbschicht der Dispersionsfarbe anlösen und mit dem Microfasertuch wird das Ganze zusammen mit den Schimmelsporen abgewischt. Unterstützt wird der ganze Vorgang wieder mit einem haushaltsüblichen Reinigungsmittel. Bitte keinen Essigreiniger oder Essigessenz benutzen. Beides hinterlässt Rückstände, die dem Schimmel wieder als Nährboden dienen. Beim Reinigen mit Alkohol bitte auf eine ausreichende Belüftung achten und nicht rauchen. Unter Umständen können die Flächen im Vorfeld abgesaugt werden. Der Staubsauger sollte in diesem Fall einen Zusatzfilter (HEPA-Filter) besitzen, der die Schimmelsporen zurückhält. Durch das Absaugen werden bereits viele der losen Bestandteile entfernt und können somit nicht mehr die Raumluft belasten. Nach der erfolgreichen Sanierung kann der Staubsaugerbeutel im normalen Hausmüll entsorgt werden.

Möbelstücke können, sofern sie über eine glatte beschichtete Oberfläche verfügen, ebenfalls einfach gereinigt werden. Voraussetzung dazu ist, dass keinerlei Schäden durch aufgeqollenes Holz vorhanden sind. Verschimmelte und aufgequollene Holzwerkstoffe (Tischlerplatten, Spanplatten u.ä.) müssen ausgetauscht und entsorgt werden. Bei diesen Materialien führt eine Reinigung nicht zu dem gewünschten Erfolg. Möbelstücke aus Massivholz sind in der Regel seltener mit Schimmel befallen und ein oberflächlicher Befall lässt sich in der Regel leicht entfernen.

Alle Möbelstücke, die auch noch Stoffe, Polsterungen oder Ähnliches besitzen, müssen etwas näher und intensiver betrachtet werden. Es gilt, den Unterschied herauszufinden, ob der Schimmel direkt auf diesen Stoffen gewachsen ist oder ob er sich dort als Sekundärbelastung (Kontamination) niedergelassen hat. Während eine Kontamination mit einer Verschmutzung gleichzusetzen ist, die durch eine Reinigung wieder entfernt werden kann, müssen bei einem Bewuchs andere Parameter berücksichtigt werden. Befallene Stoffe sind extrem schwierig zu reinigen und es ist sehr wahrscheinlich, dass der Schimmel tief in den Untergrund eingedrungen ist. Je länger die Feuchtigkeit und der Schimmel auf einem Untergrund aus Stoff eingewirkt haben, desto größer und tiefer ist der Befall. Wenn sich der Schimmel bereits im Polster angesiedelt hat, würde ich eher zu einem neuen Stück als zu einer Reinigung raten.

Mit Schimmel befallene Tapeten sind zu entfernen. Da Tapeten mit Wasser eingeweicht und nass entfernt werden, entsteht hierbei keine große Schimmelbelastung für die Raumluft. Es stellt sich die Frage: Wie lange ist denn der Schimmel auf der Tapete gewachsen und wie tief konnte er in dieser Zeit eindringen? Eine pauschale Antwort darauf gibt es nicht, denn es sind mehrere Parameter zu berücksichtigen. Eine Klebefilmprobe oder eine Materialprobe vom Putz bringen jedoch Licht ins Dunkel.

Bei all den genannten Tätigkeiten heißt es auf jeden Fall »safty first«. Der persönliche Schutz steht im Vordergrund und deshalb müssen einige Sicherheitsmaßnahmen eingehalten werden.

- Finger weg! Don't touch it – Berühren verboten! Auf jeden Fall sind bei Arbeiten mit Schimmel Schutzhandschuhe aus Kunststoff Pflicht. Entsprechende Schutzhandschuhe gibt es im Baumarkt oder in Drogeriemärkten.
- Es ist ebenfalls darauf zu achten, dass bei den ausgeführten Arbeiten keine Schimmelsporen in die Atemwege gelangen. Einfache Atemschutzmasken (Mund/Nase-Schutz) gibt es ebenfalls im Baumarkt. Bitte auf die Klassifizierung achten. Es sollten mindestens Halbmasken der Klasse FFP2 sein.
- Bei Arbeiten über dem Kopf hilft eine Schutzbrille.
- Beseitigte Tapeten, befallene Gegenstände und kontaminierte Materialien müssen luft- und staubdicht verpackt werden, damit beim Abtransportieren keine weiteren Sporen im Haus verteilt werden. Der anfallende Müll kann über den Hausmüll entsorgt werden.
- Nach der Sanierung Kleidung gründlich waschen.

Finger weg![17]

Auch wenn es mancher Hobbyheimwerker nicht wahrhaben möchte, aber ab einem geringen bis mittleren Schimmelbefall sollten Profis die Arbeiten verrichten. Alles, was die Größe von 0,5 m2 übersteigt und mit Schimmel befallen ist, sollte von Profis saniert werden. Hierbei müssen die befallenen Flächen nicht zwingend aneinanderhängen. Mehrere kleine Schäden werden daher recht schnell zu einem größeren Schaden zusammengezählt. Die Festlegung der Befallsgröße erfolgt in der Regel durch visuelles Abschätzen. Achtung, wir reden immer über einen mikroskopischen Schimmelbefall, daher sollen auch die Flächen, die keinen sichtbaren Befall aufweisen, also mit bloßem Auge noch nicht erkennbarer Schimmelbefall, mit einbezogen werden.

Ein versteckter Schimmelbefall kann erst nach einer entsprechenden Bauteilöffnung eingeschätzt werden. Eine Kategorisierung erfolgt analog zu einem sichtbaren Befall.

Schimmelfarben und Biozide haben bei einer Schimmelsanierung nichts zu suchen. Klingt blöd, ist aber so. Bei einer Schimmelsanierung bedarf es keiner Chemie, um den Befall zu beseitigen. Das befallene Material wird entweder gereinigt oder ausgebaut. Wenn der Schimmel entfernt ist, sind die chemischen Mittelchen und Biozide bzw. mit Filmschutz ausgestattete Farbe überflüssig. Das mag jetzt sehr hart klingen, aber die Vielzahl der verkauften Schimmelfarben lässt erahnen, wie viele Schimmelschäden nicht richtig saniert werden. Des Weiteren ist zu bedenken, dass diese Farben ein Gift gegen den Schimmel beinhalten. Wie sich dieses Gift auf unseren Körper auswirkt, hinterfragt im Angesicht der schwarzen Flecken niemand, denn die Gefahr geht ja anscheinend nur vom Schimmel aus.

Natürlich gibt es Ausnahmen in Bezug auf die bioziden Mittelchen. Im Einzelfall kann ein vorhandener Befall durch schnell abbauende Präparate wie z. B. Wasserstoffperoxyd in seinem Wachstum verzögert oder verlangsamt werden. Auch in schwer zugänglichen Bereichen kann der Einsatz solcher Mittel akzeptabel sein. Nur befinden wir uns außerhalb unserer Wohnräume und haben andere Grundlagen zu berücksichtigen. Wie gesagt, in unseren Wohnungen hat ein Schimmelbefall nichts zu suchen und auch der Einsatz von Schimmelfarben ist nicht erforderlich. In Dachböden und Kellerräumen sieht das wieder anders aus. In diesen Räumen halten wir uns nicht ständig auf und daher ist hier ein bisschen Schimmel und der Einsatz von chemischen Mitteln möglich.

Doch zurück zu unseren Wohnräumen und zu den großen Schimmelproblemen, die auch unsere Seele belasten. Ich hoffe, dass in den vorstehenden Zeilen deutlich geworden ist, dass ein selbst gemachter Schimmel, egal ob vom Eigentümer oder vom Mieter produziert, das kleinere Problem darstellt. Ursache erkennen, Ursache beseitigen, Schimmel beseitigen und damit sollte es getan sein. Ich weiß, das ist jetzt etwas flapsig ausgedrückt, aber grob passt das so. Schwieriger wird es, wenn der Schimmelschaden umfangreicher ist und durch einen Rohrleitungswasserschaden, eine Havarie oder durch einen undichten Kanal entstanden ist. Die Menge an Feuchtigkeit, die dabei in das Bauteil eindringt, ist das wirkliche Problem. Nur mit Heizen und Lüften ist in einem solchen Fall nichts mehr zu machen. Die durchfeuchteten Bereiche können nur noch mit technischer Unterstützung getrocknet werden. Art und Umfang der Trocknungsmaßnahmen hängen unmittelbar mit der Beschaffenheit des Gebäudes und mit der Menge an eingedrungenem Wasser zusammen. Nicht selten muss Schicht für Schicht zurückgebaut werden, um die Baukonstruktion zu trocknen.

Eine Trocknungsmaßnahme sollte unmittelbar nach dem Erkennen eines Wasserschadens eingeleitet werden, damit sich der Schimmelschaden so gering wie möglich bleibt. In der Realität entdecken wir den Schimmel zeitgleich mit dem Wasserschaden und das hat Konsequenzen. Wenn Bauteile bereits von Schimmel befallen sind, kann ich erst mit den Trocknungsarbeiten beginnen, wenn der mikrobiologische Befall beseitigt ist. Denn sonst würden die Trocknungsgeräte die vorhandenen Schimmelsporen aufwirbeln und im Gebäude verteilen. Wer in einem Raum, in dem sichtbarer Schimmelbefall erkennbar ist, ein Trocknungsgerät aufstellt, ohne weitere Maßnahmen zu ergreifen, hat von seinem Job leider keine Ahnung. Grundsätzlich muss ein vorhandener Schimmelbefall vor den notwendigen Trocknungsmaßnahmen entfernt werden. Mit dieser Hintergrundinformation sind Wasserschäden, die durch eine Versicherung reguliert werden, kritisch zu betrachten, denn sie beseitigen den Wasserschaden, führen aber in der Regel keine Untersuchungen in Bezug auf einen Schimmelbefall durch. Sofern der Schimmelbefall erkennbar ist, wird er entfernt. Weitere Untersuchungen werden aber nicht durchgeführt. Daher ist es nicht das Schlechteste, wenn man sich bei einer größeren Sanierung einen Fachmann an die Seite holt. Das Thema Trocknung und Sanierung bei Schimmelbefall ist so umfangreich, dass man ein eigenes Buch dazu schreiben könnte. Ob und in welcher Art eine Trocknung erfolgt, hängt unter anderem von folgenden Punkten ab:

- Welche Ursache hat der Schimmelbefall und wie lange hat er bereits auf den Untergrund eingewirkt? Welche Baumaterialien sind betroffen und durchfeuchtet? Wie sind die örtlichen Gegebenheiten in Bezug auf die Bauausführung?
- Welche Ausmaße hat der Schimmelbefall bereits erreicht?
- In welchem Bereich des Hauses ist der Schimmelbefall vorhanden? Hierbei spielt es eine Rolle, für welche Nutzung ein Raum vorgesehen ist. Diese Klassifizierung spielt in Anlehnung an die Nutzungsklassen des Schimmelpilzleitfadens eine wesentliche Rolle.
- In welchem gesundheitlichen Zustand befindet sich der Nutzer, sofern er während der Trocknung anwesend ist?
- Mit welcher Technik und mit welchen Geräten kann eine Trocknung durchgeführt werden?

Die unterschiedlichsten Schadensfälle können mit verschiedenen Geräten getrocknet werden. Zur Verfügung stehen:

- Kondensationstrockner
- Adsorptionstrockner

- Infrarotplatten
- Wärmeplatten

Eine technische Trocknung gilt als abgeschlossen, wenn keinerlei Feuchtigkeit im Untergrund zu einem erneuten Schimmelwachstum führen kann.

Am besten ist es, wenn der Schimmel keine Chance zum Wachsen im Haus bekommt. Sollte sich doch einmal ein Schaden ereignen, dann ist schnelles Handeln gefragt.

Tipps zur Vermeidung von Schimmel

Unsere Kraftfahrzeuge müssen regelmäßig zum TÜV, damit sie verkehrstauglich sind und bleiben. Es macht daher Sinn, auch an einem Gebäude regelmäßige Routineuntersuchungen durchzuführen. Sie sollten:

- Regelmäßig die Regenrinnen reinigen und die Bereiche um die Dachfenster prüfen, ob Laub und Verschmutzungen das ablaufende Wasser behindern, damit kein Schaden durch aufgestautes Wasser entstehen kann.
- Regelmäßig die Fassadenflächen auf Feuchtigkeitsflecken und Rissbildungen untersuchen.
- Nach einem Sturm oder Unwetter das Dach auf verschobene oder weggewehte Dachpfannen überprüfen.
- Beim Heizsystem regelmäßig auf einen möglichen Druckverlust achten. Ein Druckverlust im Heizsystem ist ein sicheres Anzeichen für eine Leckage im Heizkreislauf.
- Regelmäßig die Fenster auf ihre Dichtigkeit überprüfen.
- Silikondichtungen im Nassbereich auf offene Fugen und Ablösungen überprüfen.

Da mittlerweile in alle Wohnungen der Rauchmelder eingezogen ist, rate ich, die jährlichen Wartungsintervalle des Rauchmelders auf die vorstehenden Punkte auszuweiten. Kleine Schäden mit einer großen Auswirkung können so frühzeitig unterbunden werden.

Weitere Tipps zur Vermeidung von Schimmelbefall:

- Dampf ablassen: Entstehende Feuchtigkeit muss während oder unmittelbar nach dem Entstehen abgeführt werden. Es ist daher empfehlenswert, z. B. beim Kochen, Bügeln oder beim Sport das Fenster zu öffnen. Auch beim Duschen sollte die entstehende Luftfeuchtigkeit sofort abgeführt werden. Achtung: Nach dem Lüften hängt das nasse Handtuch im Badezimmer und die Luftfeuchtigkeit erhöht sich zwangsläufig wieder. Daher ist es erforderlich, mehrmals zu lüften.
- Richtiges Verhältnis zwischen Luftfeuchtigkeit, Raumtemperatur und Oberflächentemperatur beachten. Ein gutes Raumklima herrscht bei 20 °C und 50 Prozent relativer Luftfeuchtigkeit. Die Oberflächentemperatur der Außenwände sollte dabei nicht unter 12,6 °C absinken. Achtung: Warme Luft kann mehr Feuchtigkeit speichern. Bei höheren Raumtemperaturen sollte die relative Luftfeuchtigkeit deshalb tendenziell niedriger sein.
- Nasse Fensterscheiben sind ein sicheres Anzeichen für eine zu hohe Feuchtelast: Wenn die Fensterscheiben auf der Innenseite mit Feuchtigkeit beschlagen, dann ist das ein sicheres Anzeichen dafür, dass die Luftfeuchtigkeit zu hoch ist. Wenn andere Oberflächen im Raum kühlere Oberflächentemperaturen als die Fensterscheibe haben, kondensiert auch hier Feuchtigkeit und bietet somit die Grundlage für Schimmelwachstum.
- Stoßlüftung (Querlüftung) mehrmals täglich: Das Ziel beim Lüften ist ein kompletter Luftaustausch. Die kom-

plette »alte« Raumluft muss raus und neue frische Luft muss in den Raum. Der Luftaustausch muss mehrmals am Tag erfolgen, in der Regel dreimal am Tag. Bei langer Anwesenheit der Bewohner muss aus Interesse der hygienischen, gesunden Raumluft öfters gelüftet werden. Hierbei spielt das Volumen der Wohnung eine Rolle. Je kleiner die Wohnung, desto mehr muss gelüftet werden. Eine Raumlüftung über ein gekipptes Fenster ist nicht möglich! Wie lang muss gelüftet werden? Das ist eine Frage, die nicht verallgemeinert beantwortet werden kann, denn das Lüften ist von unterschiedlichen Faktoren abhängig. Außentemperatur, relative Luftfeuchtigkeit außen und die Windstärke beeinflussen erheblich das Lüftungsergebnis. Auch das Wohnverhalten ist zu berücksichtigen. Wie lange sind die Personen in der Wohnung, wie oft wird geduscht, wie häufig wird gekocht, wie viele Pflanzen sind in der Wohnung – um nur einige Faktoren zu nennen. Es ist sicherlich nachvollziehbar, dass bei Windstille selbst mit einer Querlüftung und mehreren geöffneten Fenstern der Luftaustausch nur sehr langsam voranschreitet. Der Lüftungszeitraum muss demnach deutlich länger andauern als bei einer Lüftung mit Windböen. Fazit: Das Lüftungsverhalten ist immer an die vorliegenden Gegebenheiten anzupassen.

- Wer kalt schläft, muss tagsüber heizen: Das mag alle Kaltschläfer erschrecken, aber es hat seinen Sinn und Zweck. Schlafzimmer, die die ganze Nacht ein geöffnetes Fenster und somit ausreichend Frischluft haben, müssen tagsüber beheizt werden. Die abgedrehte Heizung lässt die Oberflächentemperaturen an den Wänden sinken, damit steigt das Risiko für einen Tauwasserausfall und Schimmelbildung. Zuerst betroffen sind in der Regel Flächen hinter Möbeln vor den Außenwänden und an den Außenecken.

- Heizkörper nicht zustellen oder verdecken: Je nach Wohnungsgröße ist das gar nicht so einfach, aber die Heizkörper sollten nicht zugestellt oder verdeckt werden. Dies gilt für Möbel, aber auch für Gardinen und Vorhänge, die die Konvektionsströmung behindern. Sind die Heizkörper hinter Möbeln oder Gardinen, kann sich die warme Luft nicht ungehindert im Raum verteilen.
- Je kälter die Außenluft ist, desto besser ist der Lüftungseffekt: Hier machen wir uns die physikalische Eigenschaft von Luft zunutze. Warme Luft kann viel Feuchtigkeit speichern, kalte Luft kann wenig Feuchtigkeit speichern. Warme, mit Feuchtigkeit angereicherte Luft raus, kalte, trockene Luft rein. Wenn sich diese erwärmt, kann sie wieder mehr Feuchtigkeit aufnehmen. Das funktioniert auch, wenn es regnet.
- Schimmelpilzquellen entfernen: Schimmelpilzquellen müssen aus der Wohnung entfernt werden, da sich die von dort ausgehenden Schimmelsporen in Verbindung mit der Feuchtigkeit an anderen Stellen ansiedeln und auskeimen können. Die größten Schimmelpilzquellen, die wir unbedacht in unserer Wohnung haben, sind Blumentöpfe mit verschimmelter Erde und der Mülleimer. Im Mülleimer schimmelt es dank Kaffeefilter, Teebeutel und Speiseresten recht schnell. Begünstigt wird dies meist durch den warmen Standort direkt neben der Spülmaschine. Fazit: Müll raustragen – täglich! … Und die Blumen freuen sich auch, wenn sie gepflegt werden.
- Fliesen nach dem Duschen abziehen/abtrocknen: Nach dem Duschen ist es zu empfehlen, die Fliesen abzuziehen bzw. zu trocknen. Die dabei entfernte Feuchtigkeit muss nicht mehr durch einen Trocknungsprozess in die Raumluft verdunsten.
- Keine warme, mit Feuchtigkeit angereicherte Luft in kalte Räume fließen lassen: Es ist gefährlich, wenn man

denkt, dass nicht genutzte Räume über den Wärmestrom aus anderen Räumen beheizt bzw. temperaturmäßig überschlagen werden können. Die warme, mit Feuchtigkeit angereicherte Luft kühlt sich in diesen unbeheizten Räumen stark ab und die relative Luftfeuchtigkeit steigt. Das Ergebnis: Kondensatbildung und dementsprechend Schimmelbefall.

- Mit Schränken zugestellte Wandflächen vor kalten Außenwänden vermeiden oder beheizen: Schränke vor Außenwänden stellen besonders im Winter ein Problem dar. Hinter den Schränken sinkt die Oberflächentemperatur, während die vorhandene absolute Feuchtigkeit in der Luft gleich bleibt. Das bedeutet, wenn sich die Luft an der Wandoberfläche und an der Rückwand der Möbel abkühlt, erhöht sich die relative Luftfeuchtigkeit und es kommt zu einem Tauwasserausfall. Das Abrücken der Möbel von den Außenwandflächen reicht da nicht immer aus. Besser ist es, den Abstand zwischen Möbelrückwand und Außenwand zu temperieren. Wenn eine Außendämmung nicht möglich ist, ist eine fachgerecht angebrachte Innendämmung eine gute Möglichkeit. Es geht aber auch leichter. Ein einfach zu verlegendes Heizkabel wirkt hier Wunder. Die entstehenden Stromkosten sind bei 20 Watt überschaubar und für eine schimmelfreie Fläche eine gute Investition.
- Kontrollierte Wohnraumlüftung: Unter den heutigen Bedingungen hinsichtlich der luftdichten Wohnungen sowie der zeitlichen Nutzung ist es teilweise sehr schwer, die erforderliche Feuchtemenge zum richtigen Zeitpunkt nach außen zu transportieren. Aus diesem Grund sind nutzerunabhängige Entlüftungssysteme sinnvoll. Ventilatoren mit Zu- und Abluft, die feuchtigkeitsgesteuert arbeiten, sorgen für ein angenehmes Klima und senken das Risiko für einen Feuchtigkeitsausfall und somit das Risiko für Schimmelbildung.

Das Potenzial der Pilze

50 Ratten und der Zufall – die Entstehung von Penicillin[18]

Im September 1928 machte der schottische Bakteriologe Alexander Fleming zufällig eine bahnbrechende Entdeckung. Sie gehört zu den wichtigsten Ereignissen in der Geschichte der Medizin. In seinem Labor experimentierte er mit Staphylokokken. Das sind Krankheitserreger, die beispielsweise bei einer Lungenentzündung vorkommen. Der am Londoner St. Mary Hospital beschäftigte Alexander Fleming legt im Zuge seiner Arbeit Nährbodenplatten an, die mit Staphylokokken belegt waren. . Bis hierhin nichts Ungewöhnliches für einen Biologen. Leider vergaß er die angelegten Platten, und trat seinen wohlverdienten Sommerurlaub an.

Zurück an seinem Arbeitsplatz erwartete ihn eine Überraschung. Er entdeckte die vergessenen Platten, auf denen sich ein Schimmelpilz ausgebreitet hatte. Im direkten Anschluss an den Schimmelpilz hatten die Staphylokokken keine Überlebensmöglichkeiten. Durch den Schimmel konnten sie sich weder vermehren, und noch besserdie Bakterien wurden abgetötet. Den von Flemming zufällig entdeckten Schimmel nannte er Penicillin.

Er veröffentlichte seine Entdeckung und Erkenntnis in Fachzeitschriften und führte aus, dass Penicillin besonders auf Eiter erregende Bakterien wachstumshemmend wirkt. Außerdem sei Penicillin ein Heilmittel bei Lungen- und Hirnhautentzündungen etc. Leider interessierte sich niemand für seine Entdeckung und Fleming selbst gelang es nicht, ein Extrakt aus dem Schimmelpilz zu gewinnen, welches als Medikament einsetzbar war. Enttäuscht und niedergeschlagen gab er seine Versuche auf.

1939 haben sich die beiden Wissenschaftler Ernst B. Chain und Howard Florey, wieder mit Flemmings Studie beschäftigt. Ihr Anliegen war es, etwas gegen Bakterien zu finden. Sie analysierten das Penicillin und es gelang ihnen, den Wirkstoff zu isolieren. Zur Untersuchung der Wirksamkeit des Penicillins wurden zuerst Untersuchungen an 50 Ratten durchgeführt. Alle Tiere bekamen eine hohe Dosis an Streptokokken. Im Anschluss wurde die Hälfte der Versuchstiere mit Penicillin behandelt. Aus der Penicillin-Gruppe verstarb lediglich ein einziges Tier, während aus der anderen Gruppe der Tiere, die kein Penicillin verabreicht bekommen hatten, alle Tiere verstarben. Eine bahnbrechende Erkenntnis.

In London wurde 1941 der erste Mensch mit Penicillin behandelt. Es war ein Polizist, der sich nach einer kleinen Schnittwunde eine Blutvergiftung zugezogen hatte. Sein hohes Fieber, das durch die Blutvergiftung hervorging, konnte durch die Behandlung mit Penicillin recht schnell gesenkt werden. . Leider war nicht ausreichend Penicillin vorhanden und die Behandlung wurde trotz guter Erfolge eingestellt. Der Polizist verstarb kurz darauf und seit dieser Zeit weiß man, dass Penicillin über einen längeren Zeitraum eingenommen werden muss.

Große Aufmerksamkeit fand das Penicillin auch in den Vereinigten Staaten. Die USA benötigten dringend wirksame Medikamente für ihre Soldaten und so wurde die Forschung für das Antibiotikum in die USA verlegt. 1942 begann die industrielle Herstellung des Penicillins. Die Herausforderung, das Penicillin in großen Mengen herzustellen, wurde dank der Forschung gelöst. Doch obwohl die Produktionsmenge kontinuierlich erhöht wurde, hatte nicht jeder Zugang zu dem neuen Wundermittel, denn in erster Linie kamen erkrankte oder verwundete Militärs in den Vorzug einer Behandlung. Erst weitere zwei Jahre später konnte das begehrte Medikament in so großen Mengen hergestellt werden, dass auch eine Versorgung der zivilen Bevölkerung möglich war. So fand das Medikament Einzug in jede Apotheke.

Den Nobelpreis erhielten Alexander Fleming, Ernst Chain und Howard Florey 1945 für ihre schimmelige Entdeckung.

Spätestens jetzt sollte man über die pauschale Aussage »Schimmel ist gesundheitsgefährdend« in Ruhe nachdenken, denn dieser Schimmel steigerte die durchschnittliche Lebenserwartung der Menschen um mehr als zehn Jahre.

Wie ein Banküberfall dank Schimmelsporen aufgedeckt werden konnte[19]

Auf seltsame Weise sind im Bezirk Melk in Niederösterreich aus einer Bank 49.000 Euro verschwunden. Da offensichtlich kein Einbrecher die Bank betreten hatte, wurde schnell ein Mitarbeiter der Bank verdächtigt, er könnte im Tresorraum »klebrige Finger« gehabt haben. Das Problem war, dass der Tresorraum nicht videoüberwacht war und die Vermutung der Polizei nicht nachgewiesen werden konnte. Hinzu kam der Sachverhalt, dass der Schlüssel für den Tresorraum sehr locker und ungezwungen herumgegeben wurde. Er wurde nicht nur an Personen ausgehändigt, die keine Berechtigung hatten, sondern lag auch noch einige Male unbeaufsichtigt über mehrere Minuten in unterschiedlichen Bankräumen.

In dubio pro reo – im Zweifel für den Angeklagten!

Keine Anklage, aber auch kein Job mehr in der Bank aufgrund der Vorkommnisse. Der ehemalige Bankmitarbeiter war sich seiner Sache sicher, als er Monate später einen Fehler machte. Das Geld sollte ja irgendwie auf sein Konto gelangen und so ging er einfach zu einer anderen Bank, um etwas Geld einzuzahlen. Unbemerkt löste eine technische Einrichtung einen Alarm aus, weil die Geldscheine mit Schimmelsporen belastet waren. Damit hatte er nicht gerechnet. Die Ausrede des jungen Mannes, dass er die Geldscheine im Bad aufbewahrt hatte und diese dort wohl aufgrund der Feuchtigkeit von Schimmel befallen wurden, konnte durch einen Sachverständigen entkräftet werden. Die Art der Schimmelpilze, die sich gebildet hatten, ließ den Rückschluss zu, dass die Geldscheine über einen längeren Zeitraum im Erdreich vergraben waren. Schimmelpilze in der Erde unterscheiden sich halt von Schimmelpilzen im Bad.

Letztendlich waren es aber die Schimmelsporen, die den Täter überführt und ihm eine Anklage wegen Diebstahl und Geldwäsche eingebracht haben .

Nebenbei sei an dieser Stelle erwähnt, dass der Spruch »Geld stinkt nicht« oder wie der Lateiner sagen würde »pecunia non olet« eigentlich falsch ist. Je älter Geldscheine werden und je länger sie im Umlauf sind, desto größer wird der Befall an Mikroorganismen, der sich neben dem Dreck auf den Geldscheine ansammelt. Gerade im Urlaub in fernen Ländern habe ich mir beim Betrachten der ausländischen Währung schon einige Male Gedanken darüber gemacht, was sich auf so einem gut gebrauchten Geldschein noch alles befindet. Der ultimative Tipp lautet daher, nicht das Geld waschen, sondern die Hände, wenn man Geld darin gehalten hat.

Erdbeer-Joghurt mit natürlichem Aroma[20]

Was wir im Laufe unseres Lebens alles zu uns nehmen, ist uns meistens gar nicht bewusst. Obwohl wir einiges für eine gesunde Lebensweise tun, werden wir bei Lebensmitteln oft getäuscht. Nehmen wir als Beispiel einen leckeren Erdbeer-Joghurt. Doch wer glaubt, dass ein Joghurt mit Erdbeeraroma seinen Geschmack aus Erdbeeren bekommt, dem muss ich diese Illusion rauben. Wenn nur von Aromen gesprochen wird, dann ist eine echte Erdbeere nicht beteiligt.. Einzig und allein der Geschmack dient als Vorlage. Hergestellt wird die Geschmacksrichtung, indem man viel Chemie zusammenschüttet. Da greift man doch viel lieber bei den Joghurts mit natürlichen Aromastoffen zu. Wer jetzt bei einem natürlichen Aromastoff auf echte Erdbeeren hofft, bleibt mit seiner Hoffnung allein, denn die Realität sieht anders aus. In der Lebensmittelindustrie bedeutet der Begriff »natürlich«, dass der Ausgangsstoff natürlich sein muss. Nichts ist natürlicher als etwas, das in unserer Umwelt wächst und gedeiht. Daher sind demnach auch Schimmelpilze natürlich und genau diese sind für den leckeren Erdbeergeschmack verantwortlich. Wenn also ein bestimmter Schimmel auf beispielsweise Sägespänen wächst und gedeiht, können seine Stoffwechselprodukte als natürlicher Aromastoff eingesetzt werden. Diese finden wir dann in unserem Erdbeer-Joghurt mit natürlichem Erdbeergeschmack wieder. Echt lecker. Schmeckt wie Erdbeere, hat mit der kleinen Frucht aber nichts zu tun. Wer wirklich Erdbeeren in seinem Joghurt haben möchte, sollte darauf achten, dass der Begriff natürliches Erdbeeraroma dem Etikett zu entnehmen ist. Das Aroma muss einer »echten« Erdbeere entstammen, die gepresst oder gestückelt im Joghurt landet. Zumindest darf der Geschmack dann nicht mehr künstlich hergestellt sein. Alternativ kann man einen natürlichen Joghurt nehmen und die Erdbeeren selbst reinschnippeln. Das ist nebenbei erwähnt mein Favorit. Da kann man sich sicher sein, dass auf jeden Fall echte Erdbeeren drin sind.

Wer jetzt anstelle von Erdbeeren lieber Pfirsich auf dem Speisezettel stehen hat, braucht sich keine Hoffnung zu machen. Die beschriebene Herstellungsweise für natürliche Aromen funktioniert in unterschiedlichen Geschmacksrichtungen. Eine Gesundheitsgefahr geht von dem Joghurt aber erst aus, wenn der Schimmel pelzartig an der Oberfläche zu sehen ist.

Noch eine kleine Bemerkung am Rande: Joghurt ist ein Nahrungsmittel, das durch den Einsatz von Milchsäurebakterien aus verdickter Milch hergestellt wird. Aber darauf möchte ich jetzt nicht näher eingehen.

Ohne Schimmel keine Schokolade[21][22]

Irgendwo in einer deutschen Markthalle gibt es leckere Bratwürste im Angebot. Das Besondere: Eine Bratwurst muss ja nicht unbedingt aus Schweinefleisch hergestellt sein. Mittlerweile gibt es einige Firmen, die einen Fleischersatz aus Schimmel herstellen. Wer einem solchen Angebot gegenübersteht, muss den Kampf zwischen Neugier und Ablehnung mit sich alleine ausfechten. Lecker kann so eine Schimmelwurst auf jeden Fall sein. Wer wo lieber zugreift, darf jeder selbst entscheiden. Etwas Positives liegt allerdings klar auf der Hand: Eine mikrobiell gezüchtete Wurst hat weniger Fett und dementsprechend auch weniger ungesättigte Fettsäuren. Grob gesprochen ist sie einfach gesünder als das vergleichbare Schweineprodukt. Unter keimfreien Bedingungen entsteht der Wurstersatz in großen Behältnissen. Wasser und Glykose bilden die Basis, denen Schimmelsporen zusetzt werden. Innerhalb von wenigen Stunden verdoppelt sich die angerührte Masse und so wird ein Pilzeiweiß, das sogenannte Mykoprotein (Pilzeiweiß) gewonnen. In einem weiteren Prozess werden das überschüssiges Wasser und die für den Menschen gefährliche Ribonukleinsäure entfernt. Jetzt kann die fertige Masse zu unterschiedlichen Produkten verarbeitet werden. Neben den Bratwürsten gibt es eine Pilzeiweißhackmasse für Burger. Ob man geschmacklich einen Unterschied feststellt, kann man selbst ausprobieren. Noch sind die Pilzprodukte in Deutschland nicht weit verbreitet, doch das kann sich bald ändern.

Einige Wurst- und Käsesorten werden durch Schimmelpilze erst richtig lecker. Eine gute Salami ohne Schimmel, kaum vorstellbar. Auf der Außenhaut der Rohwurst wächst z. B. ein Penicillium nalgiovense. Der Pilz produziert Enzyme, die wiederum das Eiweiß und Fett der Wurst zu Aminosäuren und Fettsäuren zersetzen. Das ergibt den typischen Geschmack einer Salami. Je nach der Art der Salami und welchen Ursprung sie hat, können auch mehrere Schimmelpilze zum guten Geschmack beitragen, zum Beispielerst ein blaugrüner Belag, der im Anschluss von einem weißen Schimmelbefall verdrängt wird. Auch die italienischen Schinken aus der Nähe von Parma werden mit Edelschimmel geschmacklich veredelt.

Beim Roquefort-Käse ist der Name Programm, denn der Schimmelpilz Penicillium roqueforti sorgt für den typischen Geschmack. Gezüchtet wird der Edelschimmel in frischem Brot. Der Schimmelpilz wird im Anschluss getrocknet, pulverisiert und der Käsemasse zugegeben. Was ein bisschen eklig klingt, sorgt aber für einen gesundheitlich völlig unbedenklichen Geschmack.

Die beliebte Pizza Funghi hat die Pilze nicht nur als Belag, denn auch der Pizzateig würde ohne einen Hefepilz, Saccharomyces cerevisiae, ein enger Verwandter der Schimmelpilze, nicht gelingen. Enzyme spalten den Zucker aus der Stärke des Mehls auf, dabei bildet sich Kohlendioxid, ein Gas, das den Teig auflockert und aufgehen lässt.

Auch bei Bier und Wein spielen Pilze eine wesentliche Rolle. Spezielle Bier- und Weinhefen sind bei der Produktion der beliebten Getränke unerlässlich und sorgen für einen erlesenen Geschmack. Dass bei der Herstellung von Bier und Wein Hefe eingesetzt wird, ist sicherlich kein großes Geheimnis mehr, aber wie sieht das bei Schokolade aus?

Schon beim Wort Schokolade rinnt einem das Wasser im Mund zusammen, aber kaum jemand weiß, wie die Schokolade zu ihrem Geschmack kommt. Bei einem Fermentationsprozess sorgt der Hefepilz Candida crusei dafür, dass die Kakaobohnen ihren typischen Geschmack und ihre Farbe bekommen. Nach der Ernte wird die ca. ½ Kilo schwere Frucht aufgemacht, das Fruchtfleisch entnommen und für einen Fermentationsprozess gelagert. Von der Schote selbst und von den Händen der Arbeiter werden dabei eine Vielzahl von Mikroorganismen und Hefepilze übertragen, die den Zucker des Fruchtfleisches in Alkohol und Kohlendioxid umwandeln. Die übertragenen Hefepilze sind sehr unterschiedlich und auch von der jeweiligen Region abhängig. So entstehen unterschiedliche Aromen je nach Anbaugebiet, die nicht nur für einen besonderen Geschmack verantwortlich sind, sondern auch einen entscheidenden Qualitätsfaktor darstellen.

Der Fluch des Pharaos[23]

»Der Tod soll den mit seinen Schwingen erschlagen, der die Ruhe des Pharaos stört.« Dem kleinen Hinweis auf einer Tontafel wurde keinerlei Beachtung geschenkt, als am 4. November 1922 für den britischen Archäologen Howard Carter (1874–1939) der Traum seines Lebens wahr wurde. Er fand die unberührte Grabstätte des Tutanchamun. 20 Tage später stand er zusammen mit seinem Geldgeber Lord

Carnarvon am Sarkophag des Pharaos. Der Geschichte nach wurde dem Lord mehrfach von Wahrsagern davon abgeraten, und er solle die Reise nach Ägypten nicht antreten. Doch von der Nachricht *»Habe endlich wunderbare Entdeckung im Tal gemacht. Ein großes Grab mit unbeschädigtem Siegel«* wurden seine kühnsten Erwartungen geweckt und er wollte bei der Graböffnung zugegen sein. Eine Schlange tötete in der Stunde der Graböffnung den Wellensittich des Lords, doch selbst dieses Warnzeichen haben die beiden nicht beachtet und arbeiteten unbeirrt weiter an ihrer großen Entdeckung. Nicht gerade klug, wenn man bedenkt, dass Schlangen die Beschützer der Pharaonen sind.

Der Fund in der Grabkammer ist wohl der kostbarste Totenschrein, der je von einem Wissenschaftler entdeckt wurde. Anubis, der Schakalgott, bewachte den vergoldeten Kanopenschrein des Tutanchamun. Die wunderschöne und massiv goldene Totenmaske, die beachtliche 225 Kilogramm schwer ist, kennt vermutlich jeder. Es war ein Sensationsfund.

Nach einigen Monaten kam es zu ungeklärten Todesfällen von Personen, die bei der Graböffnung zugegen waren. Rächte sich der Pharao selbst und erfüllte die kleine Tontafel ihre Prophezeiung? Der Tod ereilte auch Lord Carnavon und die Todesserie schien nicht zu enden. Es schien, als müssten alle, die mit der Graböffnung oder der Mumie zu tun hatten, das Erlebnis ihrer Zusammenkunft mit dem Tod quittieren. Der Fluch des Pharaos war geboren und die Presse überstürzte sich mit ihren Meldungen und steigerte sich in den Fluch und auch in den jeweiligen Geschichten hinein.

Nach einer rationalen Erklärung für die vielen Todesopfer begann man jedoch erst nach Jahrzehnten zu suchen. Wenn die Opfer des Fluches etwas gemeinsam hatten, dann war es ein geschwächtes Immunsystem, bedingt durch ihr hohes Alter oder durch eine Lungenentzündung wie bei Lord Carnarvon. Der Fluch, der über die Grabschänder gekommen war, entpuppte sich als Schimmelpilz. Der Aspergillus flavus hat ohne große Sauerstoffvorkommen Jahrtausende überlebt. Kost und Futter hatte er an der Mumie des Pharaos genug und es gab auch noch reichliche Grabbeigaben zum Verzehren. Mycel, Sporen und Hyphen überdauerten Jahrhunderte und wurden durch das Öffnen des Grabes herumgewirbelt. Die hohe Konzentration in der schlecht belüfteten Grabkammer führte geraden bei den älteren Menschen, deren Immunsystem bereits geschwächt war, zu starken allergischen Reaktionen. Während so mancher daran verstarb, blieben die gesunden Menschen davon verschont bzw. sie hatten einfach nichts gemerkt. Der Fluch des Tutanchamun ist somit wohl eine der ältesten Schimmelgeschichten.

Schlusswort & Call to action

Schimmel, Arsch und Zwirn ist ein Buch über Wachstum, Chancen und Veränderungen geworden. Drei große Bereiche, die uns im Leben vorwärtsbringen können, sofern wir sie beachten. Aus diesem Grund sollte der Schimmel für uns ein großes Vorbild sein. Wann immer er die Chance bekommt, beginnt er mit seinem Wachstum. Er reagiert auf Veränderungen, und wenn die Möglichkeiten stimmen, dann macht er seinen Job.

Wir hingegen haben oft Angst vor Veränderungen oder sehen nicht die Chancen, die dahinter verborgen sind. In unserem persönlichen Wachstum stehen wir uns oft selbst im Weg. Dann ist da die Sache mit dem Zeigefinger. Wir suchen die Schuld lieber bei anderen und fragen uns zu selten, was wir selbst an der Situation ändern können.

Bei einem Wasserschaden brauchen wir uns keine Sorgen zu machen, wenn die Beseitigung von Profis ausgeführt wird und auch ein bestehender Schimmelbefall Beachtung findet.

Ein Schimmelbefall ist etwas ganz Natürliches und ein Teil unserer Umwelt. Mit meinem Buch wollte ich aufzeigen, wie vielfältig dieses Thema ist, und weder das »Schwarzer Peter«-Spiel« noch der beste Rechtsstreit können den Schimmel aufhalten. Es sind die Rahmenbedingungen, die wir dem Schimmel bieten und die er für seinen Auftritt nutzt.

Veränderungen sind das Geheimnis. Unbemerkt haben Veränderungen zu einem vermehrten Wachstum in Wohnräumen geführt und bewusste Veränderungen werden ihn von dort wieder vertreiben. Dafür benötigt es eine große

Portion Verantwortung oder einfach die Einstellung meiner Oma.

Lasst uns Veränderungen leben. Ich möchte jeden dazu auffordern, seine Veränderung öffentlich zu zeigen. In der Facebook-Gruppe »https://www.facebook.com/groups/schimmelarschundzwirn« wünsche ich mir lauter Bilder und Beiträge von Bettwäsche, die am Fenster lüftet, Wäsche, die im Freien getrocknet wird, Müllbeutel, die auf dem Weg in die Mülltonne sind, und vielleicht hat jemand auch eine weiß E-Maillierte Schüssel, wie meine Oma eine hatte. Die Facebook-Gruppe kann einen Sachverständigen und eine Untersuchung vor Ort nicht ersetzen, aber Fragen, erste Einschätzungen und Hilfestellungen sind auf jeden Fall möglich. Hier gibt es immer wieder Beispiele aus meinem Sachverständigen-Alltag und Tipps für Mieter und Vermieter.

Sei ein Teil dieser Community!

Danke

Dem Schimmel sei Dank – ohne die unendlich vielen Schimmelsporen, die es auf unserer Welt gibt, würde es dieses Buch gar nicht geben. Daher bin ich für jede Spore dankbar, die einen Beitrag zu diesem Buch geleistet hat.

Das ist es also, mein erstes Buch. Ich hoffe sehr, dass beim Lesen ein wenig von der Leidenschaft, der Begeisterung und vor allen Dingen von meinem Herzblut übergesprungen ist. Für mich ist es wie ein kleines Wunder, wie aus einer Idee letztendlich ein richtiges Buch geworden ist. Für die Umsetzung dieses Wunders sind ganz viele einzigartige Menschen verantwortlich. Für die Zusammenarbeit und für die Unterstützung möchte ich mich bei allen von ganzem Herzen bedanken.

Als Erstes möchte ich meiner lieben Frau Kirsten danken, die mich nicht nur durch mein Leben, sondern auch durch diese schimmligen Zeilen begleitet. Jedes einzelne Mycelbruchstückchen hat sie von Anfang an ausgehalten und war während des kompletten Buchprozesses an meiner Seite. Noch wichtiger ist aber die Tatsache, dass sie von Anfang an fest an mich und dieses Projekt glaubte.

Ein weiteres Dankeschön geht an meine Kinder Jessica und Lars. Es ist völlig überflüssig zu erwähnen, dass ich die besten Kinder der Welt habe. Euch möchte ich dieses Buch widmen. Als Zeichen dafür, dass alles möglich ist, wenn man es nur richtig will und bereit ist, etwas dafür zu tun. Glaubt fest an eure Träume und hört nie auf, sie zu verfolgen. Lasst euch von niemandem eine Idee ausreden, wenn ihr fest davon überzeugt seid, und behaltet immer euer Lachen und eure Freude im Mittelpunkt eures Lebens. Für mich seid ihr das Beste, was mir das Leben geschenkt hat.

Danke an den Goldegg Verlag und allen Mitarbeitern, die an diesem Projekt gearbeitet haben, für ihr Vertrauen in einen neuen und unbekannten Autor. Es freut mich, dass mit eurer Hilfe der Schimmel einen Weg in die Buchläden gefunden hat.

Liebe Ulrike, ich danke dir für deine Unterstützung. Deine anfängliche Skepsis zum Thema ist schnell gewichen und so schnell, wie sich der Schimmel vermehrt, ist auch deine Begeisterung gewachsen. Mit dir hat das Buchprojekt richtig Fahrt aufgenommen.

Liebe Stephanie, wenn ich an unsere Zusammenarbeit denke, bin ich mehr als nur begeistert. Vielen Dank für deine Unterstützung und dein Vertrauen zu meinem Thema. Die Welt braucht solche Menschen wie dich und ich werde jetzt im TV gebraucht.

Eigentlich hat jeder Mensch nur einen Kopf und somit auch nur ein Gehirn. Ich bin in der glücklichen Lage, dass ich über weitere fünf externe Gehirne verfüge, die alle sehr unterschiedliche Ausprägungen und Sichtweisen haben. Vielen Dank, Evi, Ulla, Peter, Jan und Michi. Egal, mit welcher Aufgabe und Sichtweise ich euch behellige, ihr habt immer eine Lösung für mich. Ich bin wirklich sehr dankbar, ein Teil der »Grenzenlos Denkenden« zu sein.

Ein besonderes Dankeschön geht an den Arbeitskreis Farbquirl mit all seinen genialen Mitgliedern. Ich weiß, dass ich mit meiner Sichtweise nicht immer den Kern der Gruppe treffe. Ich bleibe trotzdem Querdenker, aufwieglerisch, ehrlich, direkt, und freue mich jedes Mal, wenn ich euch von einer neuen Idee überzeugen kann.

Was wäre ein Leben ohne Freude und Freunde?

Daher möchte ich mich bei allen bedanken, die mein Leben bereichern und mit Freude füllen. Bitte nicht böse sein, wenn ich jetzt nicht alle namentlich erwähne, es darf sich jedoch jeder/jede angesprochen fühlen.

Extra erwähnen möchte ich meine 84er Jungs. Es ist mir immer eine große Freude, euch zu treffen. Danke, Olli und Uwe, dass ihr die Truppe zusammenhaltet. Ich bin mir sicher, dass wir noch viele schöne Stunden und rauschende Feste zusammen feiern werden.

Wenn ich darüber nachdenke, wo ich heute stehe und wie ich dahin gekommen bin, dann sind es drei Männer, die mich in meinem Leben geprägt haben. Ich danke meinem Vater, der leider nicht mehr lebt, für die Erkenntnis, dass mit handwerklichem Geschick alles selbst gemacht werden kann. Ich weiß, dass er sehr stolz auf dieses Buch gewesen wäre. Danke an meinen Ausbilder Christian Hildebrandt, der mir die notwendige Genauigkeit beigebracht hat und damit die Grundlage für mein handwerkliches Können gelegt hat.

Für den Sprung in die Selbstständigkeit danke ich meinem Schwiegervater Helmut. Er hat mich in diesen Bereichen kräftig unterstützt und mir damit neue wirtschaftliche Perspektiven vermittelt.

Ohne diese Männer würde mein Leben heute sicher anders aussehen.

Zum Schluss noch ein ganz besonderer Dank an Jeannette. Sie besitzt mein größtes Vertrauen und hat dieses Werk zusammen mit ihrem Mann Ralf als Erstes in den Händen gehalten.

Danke einfach, dass es euch gibt.

Literaturverzeichnis und empfohlene Literatur

Fachbericht 4108–8 Wärmeschutz und Energie-Einsparung in Gebäuden –Teil 8; Vermeidung von Schimmelwachstum in Wohngebäuden; Deutsches Institut für Normung e.V.

Fachzeitschrift zum Schutz von Gesundheit und Umwelt bei baulichen Anlagen, Schwerpunktthema Feuchte und Schimmel; RM Müller

Fragen und Antworten zur Vermeidung von Feuchte- und Schimmelschäden – Öko-Zentrum NRW (Hrsg.); Fraunhofer IRB Verlag

Internet: http://www.schimmel-schimmelpilze.de/buecher-schimmelpilz.html

Kurzstudie Schimmelpilzschäden – Gemeinschaftsprojekt vom Institut für Bauforschung e.V. und dem Bauherren-Schutzbund e.V.

Lehrgangsunterlagen Bundesverband für Farbe und Gestaltungsschutz

Lehrgangsunterlagen der hessischen Sachverständigen im Maler- und Lackiererhandwerk

Lehrgangsunterlagen TÜV Rheinland

Leitfaden zur Vorbeugung, Erfassung und Sanierung von Schimmelbefall in Gebäuden; Umwelt Bundesamt https://www.umweltbundesamt.de/schimmelleitfaden

Maßnahmen zur Erfolgskontrolle einer fachgerechten Schimmelpilzsanierung; Landesgesundheitsamt Baden Württemberg

Sanieren oder Abreißen? – Norbert Bogusch, Jörg Brandhorst; Fraunhofer IRB Verlag

Schimmel in Innenräumen – Constanze Messal: Fraunhofer IRB Verlag

Schimmelpilzhandbuch – Kraus-Johnsen (Hrsg.) Bundesanzeiger Verlag

Schimmelpilze in Innenräumen – Nachweis, Bewertung, Qualitätsmanagment; Landesgesundheitsamt Baden Württemberg

Schimmelpilze in Wohnungen – Frank Frössel; Baulino

Schimmelpilzsanierung – Ingrind Kaiser, Canstanze Messal, Uwe Münzenberg, Michael Thiesen; Forum Verlag Herkert GmbH
Schimmelpilzschäden – J. Brandhorst, H. Schärff. G. Willems; TÜV Media
Schluss mit dem Schimmel – Maren Schauerte

Endnoten

1 Siehe dazu auch https://de.wikipedia.org/wiki/Johann_Peter_Petri
https://www.faz.net/aktuell/reise/hunsrueck-der-schwarze-peter-im-eigenen-stammbaum-16771425-p2.html

2 Bibel – 3. Buch Mose Kapitel 14

3 Leitfaden Zur Vorbeugung, Erfassung und Sanierung von Schimmelbefall in Gebäuden Hrsg. Umweltbundesamt, Stand 2017
kurz: Schimmelpilzleitfaden UBA Schimmelpilzschäden TÜV Media.

4 Kellertuch – Wikipedia: Helmut Hans Dittrich, Manfred Großmann: Mikrobiologie des Weines. Verlag Eugen Ulmer, Stuttgart 2005

5 vgl. Wikipedia

6 https://www.hausjournal.net/schimmel-im-neubau

7 https://www.juergen-joerges.de/blog/eckstein-ecksteinalles-muss-versteckt-sein/
https://www.wiwo.de/finanzen/immobilien/zwei-von-drei-haushalten-betroffen-versteckten-schimmel-entdecken-und-bekaempfen/23663208.html

8 https://schimmelprotektor.de/blog/schimmel-auf-der-bounty-eine-wahre-geschichte/

9 Vgl Leitfaden zur Vorbeugung, Erfassung und Sanierung von Schimmelbefall in Gebäuden; Hrsg. Umweltbundesamt

10 Schimmel und Pestizide: Jedes zweite Brot verunreinigt – Baguette-Studie schockiert Frankreich (https://www.60millions-mag.com/2019/01/23/additifs-residus-de-pesticides-le-pain-un-aliment-industriel-comme-les-autres-12370)

11 Wasserforschungsinstitut warnt: Quietscheentchen stecken voller Keime und Bakterien – Panorama – Gesellschaft – Tagesspiegel (https://www.tagesspiegel.de/gesellschaft/panorama/quietscheentchen-stecken-voller-keime-und-bakterien-3939601.html)

12 Jahrelang nicht geputzt: Brite stirbt an Schimmelpilz im Dudelsack (https://www.n-tv.de/wissen/Brite-stirbt-an-Schimmelpilz-im-Dudelsack-article18482301.html)
13 Bundesministerium für Arbeit und Soziales Technische Regeln für Arbeitsstätten, Lüftung ASR A3.6, Ausgabe ab Januar 2012
14 Die Ausgleichsfeuchtigkeit bei Baustoffen (https://www.ib-rauch.de/bautens/formel/ausglfeucht.html)
Schimmelpilzschäden TÜV Media (J.Brandhorst/H.Schärff und G.Willems)
15 Zumutbarkeit – Wikipedia
Gerhard Köbler, Etymologisches Rechtswörterbuch, 1995, S. 479
16 In Anlehnung an den Schimmelpilzleitfaden des UBA
17 In Anlehnung an den Schimmelpilzleitfaden des UBA
18 Penicillin – https://www.chemie.de/lexikon/Penicillin.html#_note-o/
Die Geschichte des Penicillins – Entdecker des Penicillins | Geschichte-Oesterreich.com (https://www.geschichte-oesterreich.com/entdeckungen/penicillins.html)
19 Bezirk Melk: Schimmel überführte Bankdieb (https://kurier.at/chronik/niederoesterreich/bezirk-melk-schimmel-ueberfuehrte-bankdieb/292.570.818)
20 Erdbeeraromen – natürliches aus Schimmelpilzen – omoxx Nahrungs-Trends der Zukunft: Pfirsich-Aroma aus dem Schimmelpilz – Wirtschaft – Tagesspiegel Natürliches Aroma kann auch aus Schimmelpilzen stammen (https://www.omoxx.com/der-erdbeerjoghurt-naturliches-aus-schimmelpilzen/)
21 Pilzprodukte statt Fleisch? – W wie Wissen – ARD | Das Erste
22 http://www.daserste.de/information/wissen-kultur/w-wie-wissen/pilze-132.html
23 http://www.planet-wissen.de/geschichte/antike/pharaonen/pwiewissensfrage392.html